SCHRIFTENREIHE GERIATRIE PRAXIS

SCHRIFTENREIHE GERIATRIE PRAXIS

Geriatrisches Basisassessment

Handlungsanleitungen für die Praxis

Herausgeber: Arbeitgruppe Geriatrisches Assessment (AGAST)

Redaktion: M. Bach, W. Hofmann, T. Nikolaus

MMV Medizin Verlag

Die Deutsche Bibliothek – CIP-Einheitsaufnahme

Geriatrisches Basisassessment : Handlungsanleitungen für die Praxis / Hrsg.: Arbeitsgruppe Geriatrisches Assessment (AGAST). Red.: M. Bach... – 2., aktualisierte Aufl. – München : MMV, Medizin-Verl., 1997
(Schriftenreihe Geriatrie-Praxis)
ISBN 3-8208-1309-8

2. Auflage 1997
Der MMV Medizin Verlag ist ein Unternehmen der Bertelsmann Fachinformation

Gesamtherstellung Graphischer Betrieb L. N. Schaffrath, Geldern
Printed in Germany

Titelbild: Henri Matisse, Lesende Frau (Ausschnitt), 1919

ISBN 3-8208-1309-8

Inhalt

Vorwort zur 2. Auflage

Seitdem zu Beginn der 90er Jahre in Deutschland erstmals standardisierte Vorgehensweisen zur Beurteilung funktioneller Fähigkeiten in einigen wenigen Kliniken eingeführt wurden, hat die Verbreitung des Assessments eine stürmische Entwicklung genommen. Es existieren mittlerweile mehrere konkurrierende Verfahren für den klinischen Bereich. Hier werden die beiden Fachgesellschaften Deutsche Gesellschaft für Gerontologie und Geriatrie sowie Deutsche Gesellschaft für Geriatrie versuchen, in naher Zukunft einen Konsens zu finden. Das Erlernen und Durchführen des geriatrischen Assessments ist fester Bestandteil der fakultativen Weiterbildung „Klinische Geriatrie".

Auch im ambulanten Bereich gibt es Bestrebungen, das geriatrische Assessment in die hausärztliche Diagnostik zu implementieren. Im Weiterbildungsgang „Altersmedizin" für niedergelassene Ärzte der Deutschen Gesellschaft für Geriatrie und der Deutschen Gesellschaft für Gerontologie und Geriatrie hat das geriatrische Assessment einen festen Platz.

Einen wichtigen Beitrag zur Qualitätssicherung in Alten- und Pflegeheimen leistet das Minimum Data Set, das eine Beurteilung funktioneller Fähigkeiten der Heimbewohner ermöglicht. Es liegt mittlerweile in autorisierter deutscher Übersetzung vor und kann über das Kuratorium Deutsche Altershilfe bezogen werden.

Die Arbeitsgruppe Geriatrisches Assessment hat Empfehlungen für ein Basisassessment erarbeitet und für jeden wichtigen Bereich ein Erhebungsinstrument ausgewählt, um den interessierten Lesern eine Hilfestellung in der mittlerweile kaum noch zu überschauenden Anzahl verschiedener Fragebögen zu geben. Daher freuen wir uns über die rege Nachfrage, die die Erstauflage dieser Handlungsanleitungen gefunden hat, bringen sie uns doch dem Ziel näher, eine Vereinheitlichung der für das Assessment zu verwendenden Instrumente zu erreichen und damit unsere Arbeit vergleichbar zu machen.

Prof. Dr. med. Th. Nikolaus

Einleitung

Assessment umfaßt organmedizinische, kognitiv/mentale, psychische, soziale, umgebungsbezogene und funktionelle Dimensionen. Die Ebene der Funktionalität (disability) in der WHO-Klassifikation von Schädigungen (impairment), Fähigkeitsstörungen (disability) und daraus folgenden Beeinträchtigungen (handicap) ist besonders wichtig, da sie mit der ätiologischen Achse der Erkrankungsursache und deren Schweregrad nur locker assoziiert ist. Funktionseinschränkungen, die für eine unzureichende Selbstversorgungsfähigkeit alter Menschen verantwortlich sind, entziehen sich deshalb sehr häufig der konventionellen Medizin [4, 47]; sie erfordern den Einsatz besonderer Abklärungsmethoden. Zur Klärung geriatrischer Fragen sind Fachwissen und Erfahrungen aus verschiedenen Disziplinen erforderlich. Ein interprofessionell kooperierendes geriatrisches Team bildet daher den Kern von geriatrischem Assessment [5, 9, 12, 22, 23, 37].

Der Arzt und das übrige geriatrische Team ergänzen und unterstützen durch Assessment die individuelle Beurteilung alter Patienten mit instrumentellen Mitteln. International existiert eine enorme Vielzahl unterschiedlicher Assessment-Instrumente und -Tests, die von globalen Screeningmethoden bis zu spezifischen störungs- und/oder krankheitsbezogenen Meßverfahren reichen. Sie beruhen auf unterschiedlichen Methoden, z.B. der Selbst- oder Fremdauskunft, der expertengeleiteten Bewertung oder der unmittelbaren, alltagsbezogenen Leistungsmessung (Performance-Tests).

Mehrere Kontrollgruppenstudien aus Australien, Großbritannien, Kanada, Skandinavien und den USA belegen, daß geeignete Formen von Assessment die Häufigkeit von Heim- oder Klinikeinweisungen senken, die Selbsthilfefähigkeit erhöhen, die Pflegebedürftigkeit vermindern, die Mortalität reduzieren sowie den Medikamentenverbrauch der jeweils untersuchten

Patientenkollektive signifikant einschränken können [12, 34, 37]. Eine Metaanalyse prospektiver kontrollierter Studien unter der Einbeziehung von fast 10.000 Patienten bestätigt die sehr gute Wirksamkeit von Assessment – sofern Assessment nicht nur Funktionsdefizite klärt, sondern gleichzeitig Einleitung und Durchführung therapeutischer Programme verantwortet [38]. Noch sind Assessment-Programme im deutschen Sprachraum kaum verbreitet.

Zielsetzung

Die Mitglieder der Arbeitsgruppe „Geriatrisches Assessment“ (AGAST) haben acht international bewährte Instrumente für den Deutschen Sprachraum verfügbar gemacht und zwei Verfahren (Soziale Situation, Geldzählen) neu entwickelt. Die Arbeitsgruppe empfiehlt, diese Verfahren in zwei Stufen einzusetzen. Assessment beginnt demnach mit dem

- *Geriatrischen Screening* (erste Stufe des Assessment), das nur ein Verfahren beinhaltet.

Nach durchgeführtem Screening geben weitere neun Verfahren Auskunft über Selbsthilfefähigkeit, Gedächtnis, mögliche Depression, soziale Situation, Mobilität, Muskelkraft u.a.

Sie sind im

- *Geriatrischen Basisassessment* (zweite Stufe des Assessment) zusammengefaßt. Basisassessment ist Grundlage für die nachfolgende Therapie- und Versorgungsplanung und möglicher Ausgangspunkt für weitere krankheits- und/oder störungsspezifische Beurteilungen (Diagnostik). Alle Verfahren sind einfach und rasch durchführbar. Die Arbeitsgruppe hat sie in der vorliegenden Broschüre mit exakten Handlungsanleitungen versehen.

Diese Verfahren sind bereits seit einiger Zeit in den Diagnose- und Therapieprozeß der beteiligten Kliniken implementiert und werden derzeit in großen prospektiven Studien wie EIGER in Bern [39], GEM-HIT in Heidelberg [25] oder PASS in Hamburg [21] eingesetzt.

Nach internationalem Vorbild haben sie sich auch in Deutschland im Rahmen der Entlassungsvorbereitung, Entlassungsplanung und in der Übergangsbetreuung [23] sowie in der Hausarztpraxis [28] bewährt.

Nachdem bereits mehrere Kliniken gute Erfahrungen mit den von uns vorgeschlagenen Assessment-Verfahren besitzen, bieten wir mit der vorliegenden Broschüre nicht nur Klinikärzten, sondern vor allem Hausärzten den „Einstieg“ in geriatrisches

Assessment an. Die Broschüre soll dazu beitragen, die „Kluft“ zwischen Klinik und Praxis zu überbrücken.

Wir laden dazu ein, die von uns vorgeschlagenen Verfahren anzuwenden. Eine weite Verbreitung kann den Dialog zwischen Klinik und Praxis fördern, vorliegende wissenschaftliche Ergebnisse absichern und die Beantwortung folgender Fragen erlauben:

- Wie gut sind Assessment-Verfahren im interdisziplinären Einsatz unter verschiedenen Berufsgruppen kommunikabel ?
- Wie lassen sich ihre Einsatzmöglichkeiten in ambulanten, prä-/ post-, teil- oder vollstationären Behandlungsformen definieren ?
- Inwieweit führen Bewertungen von Patienten, Angehörigen, Ärzten und Mitgliedern des geriatrischen Teams zu unterschiedlichen Einschätzungen ?
- Wie können Assessment-Verfahren dazu beitragen, auf die individuellen Bedürfnisse des Patienten hinzuweisen und die Patientenpersönlichkeit in den Mittelpunkt zu stellen ?
- Wie zuverlässig können sie zur Entwicklung therapeutischer Handlungsleitlinien beitragen ?

Um die gestellten Fragen bearbeiten zu können, sind aber standardisierte Verfahren und eine standardisierte Einsatzweise des Assessment erforderlich. Die Arbeitsgruppe empfiehlt daher folgendes Vorgehen.

Empfehlungen der Arbeitsgruppe

Bei jedem alten Patienten wird eine strukturierte geriatrische Anamnese durchgeführt. Wir empfehlen hierfür das ● *Geriatrische Screening* (erste Stufe des Assessment).

Mit Hilfe des *Geriatrischen Screening* entscheidet der Arzt, ob auch anderweitig beeinflußbare, nur singuläre Schwierigkeiten bestehen, die keine intensivierte, spezielle geriatrische Vorgehensweise erfordern. Das Geriatrische Screening deckt funktionelle Einschränkungen auf, die sich häufig der Wahrnehmung durch den behandelnden Arzt entziehen.

Im Anschluß an ein solches Screening ist – nach derzeit vorliegenden Erfahrungen – bei 20 bis 40 Prozent der geriatrischen Patienten, die erstmals einen Arzt aufsuchen oder die neu im Krankenhaus aufgenommen werden, das ● *Geriatrische Basisassessment* (zweite Stufe des Assessment) erforderlich [12, 22, 24, 30, 32, 37].

Erste Stufe des Assessment: Geriatrisches Screening

Wir empfehlen für die strukturierte geriatrische Anamnese ein nach LACHS [17] modifiziertes und ergänztes Verfahren, das neben Fragen (z. B. „Fühlen Sie sich oft traurig oder niedergeschlagen?") auch einfache Aufgaben enthält (z. B. Aufheben eines Kugelschreibers).

Das Geriatrische Screening umfaßt 15 Items und kann im Rahmen der regulären Anamneseerhebung innerhalb von 5 bis 10 Minuten bearbeitet werden (*vgl. Tabelle S. 14*).

Die strukturierte geriatrische Anamnese dient dem Screening auf geriatrische Risiko- und Problemkonstellationen und trägt zur Fallidentifikation geriatrischer Patienten bei.

Nach deren Vorlage entscheidet im allgemeinen der Arzt, ob *kein* weiteres Assessment erforderlich ist oder ob ein Basisassessment (zweite Stufe des Assessment) erfolgt.

Tabelle: Zeitdauer von Geriatrischem Screening und Verfahren des Geriatrischen Basisassessment.

Verfahren:	Erhebungszeit in Minuten:
● Geriatrisches Screening	5 bis 10
● Geriatrisches Basisassessment	
Barthel Index (BI)	10
Mini-Mental State Examination (MMSE)	10 - 15
Geriatrische Depressions-Skala (GDS)	5
Soziale Situation (SoS)	10
Handkraft	5
Geldzählen	5
Timed „Up & Go“	5
Motilitätstest nach TINETTI	5 - 10
Clock Completion (CC): Uhren Ergänzen	10

Eine andere Möglichkeit besteht darin, im geriatrischen Team nachzufragen, ob in Übereinstimmung mit dem Geriatrischen Screening ein Muster *mehrerer*, gleichzeitig bestehender Problembereiche vorliegt, das einen speziellen geriatrischen Behandlungsbedarf erwarten läßt. Auch hier entscheidet der Arzt, ob ein anschließendes Basisassessment erfolgt [32].

Obschon das Geriatrische Screening primär für ambulant in der hausärztlichen Praxis betreute alte Patienten entwickelt worden ist, eignet es sich ebenfalls für neu in die Klinik aufgenommene alte Menschen [30, 32]. Zur Kennzeichnung des Behandlungsverlaufs ist es nicht geeignet.

Zweite Stufe des Assessment: Geriatrisches Basisassessment

Weltweit sind über hundert Verfahren zur Erhebung und Messung funktioneller Störungen bekannt. Die Arbeitsgruppe wählte daraus vier Instrumente aus, die die Selbsthilfefähigkeit, die kognitive und die psychische Funktion sowie die soziale Situation kennzeichnen. Ferner empfiehlt sie fünf sogenannte „Performance-Aufgaben".

Die Auswahl erfolgte unter den Gesichtspunkten verbreiterter Erfahrung mit den Instrumenten, rascher und einfacher Durchführbarkeit, hoher Akzeptanz und Praktikabilität im ärztlichen Alltag. Mit Ausnahme der Geriatrischen Depressions-Skala (GDS), die hier in der Regel von den Patienten selbst beantwortet wird, können sie von unterschiedlichen Berufsgruppen durchgeführt werden.

Die Instrumente sind in der Lage, Aussagen zu Störungen und funktionellen Defiziten eines einzelnen Patienten zu machen und erlauben Gruppenanalysen definierter Patientenstichproben. Alle vorgeschlagenen Verfahren sind hinreichend valide, spezifisch, sensitiv und reliabel. Viele von ihnen sind für Verlaufsuntersuchungen (unterschiedssensitiv) geeignet.

Wir empfehlen folgende vier Instrumente zur Beurteilung von Funktionsstörungen:

❊ ***Barthel Index (BI)***

Der Barthel Index (BI) gilt als „gold standard" für die Bewertung grundlegender Alltagsaktivitäten [18]. Er läßt sich in 10 Minuten durchführen.

➛ Auch wenn die maximal mögliche Punktezahl erreicht wird, die eine Unabhängigkeit in funktionellen Basisfunktionen ausdrückt, kann durchaus Unterstützungsbedarf, z.B. beim Essen-Kochen oder bei sozialen Aktivitäten bestehen. Der Barthel-Index gibt an, was ein Patient tatsächlich „tut", nicht was er „kann". Kognitive und kommunikative Aspekte fehlen.

❊ ***Mini-Mental State Examination (MMSE)***

Die Mini-Mental State Examination (MMSE) nach FOLSTEIN erlaubt eine erste Orientierung globaler kognitiver Störungen. Sie enthält Fragen, Rechenaufgaben, Schreiben eines Satzes und Kopieren einer Zeichnung, die sich in ca. 10 bis 15 Minuten durchführen lassen [13].

➛ Gemäß der üblichen Interpretation wird bei 24 und weniger Punkten eine weitere Abklärung auf das Vorliegen eines dementiellen Syndroms empfohlen.

Richtlinien für eine feinere Bewertung, insbesondere in Grenzbereichen, werden in der Arbeitsgruppe diskutiert. Trotz Einschränkungen in seiner Aussagekraft (z. B. in Abhängigkeit von der Schulbildung) und Sensitivität (z. B. Erfassen leichtgradiger kognitiver Störungen) ist sie international *das* gebräuchlichste Screening-Verfahren für kognitive Einschränkungen.

❊ *Geriatrische Depressions-Skala (GDS)*

Die Geriatrische Depressions-Skala (GDS) nach YESAVAGE enthält in der Kurzfassung 15 Ja- oder Nein-Fragen, welche die Patienten schriftlich selber auf einem Fragebogen nach Anleitung innerhalb von ca. fünf Minuten beantworten können [48].

In Ausnahmefällen, z. B. bei Behinderung, kann der schriftliche Fragebogen auch in einem mündlichen Patienteninterview beantwortet werden.

➛ Sechs Punkte oder mehr sprechen für das Vorliegen einer depressiven Symptomatik.

❊ *Soziale Situation (SoS)*

Der empfohlene Sozialfragebogen nach NIKOLAUS [24] enthält Angaben über soziale Kontakte und Unterstützung, Aktivität, Wohnungssituation u.a., die sich innerhalb von ca. 10 Minuten erheben lassen.

➛ Er identifiziert soziale Risiken, d.h. er gibt Hinweise auf alte Patienten, bei denen ein Hausbesuch durch das geriatrische Team erforderlich ist. Er dient damit der Therapie- und Entlassungsplanung unter sozialen Gesichtspunkten.

Ferner empfehlen wir fünf *Performance-Aufgaben*, die Leistungsunterschiede besonders gut unter Verlaufsgesichtspunkten dokumentieren:

❋ ***Handkraft***

Die Messung der Handgriffstärke (handgrip) erlaubt gewisse Vorhersagen für erhöhte Risiken wie Frakturen, Mortalität und andere [29]. Sie kann für die Verlaufsbeurteilung Verwendung finden.

➛ Sie läßt Rückschlüsse auf die Gesamtmuskelkraft des alten Patienten zu und korreliert mit dem Ernährungszustand.
Das Verfahren kann in etwa fünf Minuten durchgeführt werden.

❋ ***Geldzählen***

Nach standardisierten Vorgaben wird die Zeit für das Zählen von Geld gemessen. Das Verfahren weist auf die Abhängigkeit von ambulanter oder institutionalisierter Hilfe hin und eignet sich für Verlaufskontrollen [26, 27].

➛ Der Test erfaßt Visus, manuelle Geschicklichkeit und kognitive Leistungsfähigkeit. Er dauert etwa fünf Minuten.

❋ ***Timed „Up & Go"***

Die Timed „Up & Go" erfaßt zuverlässig körperliche Mobilität. Das Verfahren kann innerhalb von ca. fünf Minuten durchgeführt werden [31]. Eine minimale Beweglichkeit ist allerdings Voraussetzung.

➛ Bei Probanden, die für die Ausführung (Aufstehen vom Stuhl, drei Meter Gehen, Umdrehen und wieder Setzen) mehr als 20 Sekunden benötigen, besteht eine alltagsrelevante Mobilitätseinschränkung.

❋ ***Motilitätstest nach TINETTI***

Der empfohlene Motilitätstest nach TINETTI [42] bewertet Stand, Balance, Aufstehen, Drehen auf der Stelle und Hinsetzen.

Er läßt sich in 5 bis 10 Minuten durchführen. In der empfohlenen Version gibt es keinen Punkte-Abzug bei der Benutzung von Gehhilfen.

➛ Werden weniger als 20 von insgesamt 28 möglichen Punkten erreicht, besteht ein signifikanter Hinweis auf ein erhöhtes Sturzrisiko.

❄ ***Clock Completion (CC): Uhren Ergänzen***

Die Clock Completion (Uhren Ergänzen) nach WATSON [45] eignet sich zum Screening auf Hirnleistungsstörungen wie Neglectphänomenen, Apraxien sowie kognitiven Defiziten. Der Proband wird aufgefordert, in einen vorgezeichneten Kreis die Ziffern einer Uhr einzuzeichnen.

➛ Der Test wird mit einem vorgegebenen Scoringsystem ausgewertet. Für Durchführung und Auswertung werden etwa 10 Minuten benötigt.

Handlungsanleitungen

Die Arbeitsgruppe hat diese Verfahren für das Basisasessment mit der vorliegenden Broschüre in einer einheitlichen deutschsprachigen Version verfügbar gemacht und mit Handlungsanleitungen versehen.

Das Geriatrische Screening (erste Stufe des Assessment) trägt dazu bei, eine Liste geriatrischer Risiken und Probleme „im Lichte der klinischen Erfahrung" des betreuenden Arztes und des geriatrischen Teams zu erstellen. Das Geriatrische Screening kann mehrere Problembereiche aufdecken, die im weiteren Verlauf zu überprüfen sind.

Geriatrisches Screening

Das von der Arbeitsgruppe in Anlehnung an LACHS [17] entwickelte Geriatrische Screening ist ein wichtiger Indikator für funktionelle Störungen und für geriatrische Risiken. Es ist in der hausärztlichen Praxis und in der Klinik einsetzbar.

Unter ambulanten Bedingungen sollte es routinemäßig nach Erreichen der gesetzlichen Altersgrenze (> 65 Jahre) einmal jährlich, bzw. im Falle gesundheitlicher Schwierigkeiten und/oder sozialer Anläße, beispielsweise vor einem Umzug in ein Heim, zusätzlich durchgeführt werden.

In der Klinik findet es innerhalb der ersten drei Tage nach Aufnahme oder im Rahmen eines geriatrischen Konsils Anwendung.

Das Augenmerk des Arztes wird auf folgende Bereiche gerichtet:

- Sehen
- Hören
- Beweglichkeit der Arme
- Beweglichkeit der Beine
- Blasenkontinenz

- Stuhlkontinenz
- Ernährung
- kognitiver Status
- Aktivität
- Depression
- soziale Unterstützung
- vorangegangener Krankenhausaufenthalt
- Sturz
- Medikamenteneinnahme
- Schmerzen

Die den 15 Items zugehörigen Fragen und kleinen Aufgaben sind im entsprechenden Erhebungsbogen (*siehe Anlage 1*) angegeben.

➛ *Ergebnisinterpretation:*

Das Geriatrische Screening deckt einzelne oder mehrere unterschiedliche Schwierigkeiten, Störungen oder Risiken auf, die während der anschließenden Betreuung des alten Patienten zu beachten sind (Störungsmuster).

Ob auf das Geriatrische Screening (erste Stufe des Assessment) ein Basisassessment (zweite Stufe des Assessment) folgt, entscheidet der Arzt zwar mit Hilfe, aber unabhängig vom geriatrischen Screening nach Gesichtspunkten klinisch-geriatrischer Relevanz.

Eine bestimmte Anzahl dadurch aufgedeckter Störungen oder Risikokonstellationen, aus der sich zwingend das weitere Vorgehen ableiten läßt, kann nicht angegeben werden.

▼ Handlungsanleitung:

Das Geriatrische Screening wird vom behandelnden Arzt während seiner Beratung in der Praxis oder in Verbindung mit der Anamenseerhebung durchgeführt. Dabei ist es sehr wichtig, *alle* Problembereiche anzusprechen.

Geriatrisches Basisassessment

Das Basisassessment erhebt Daten aus den genannten unterschiedlichen Bereichen wie Selbständigkeit, Gedächtnis, Depression, sozialer Situation, Handgriffstärke, Geschicklichkeit, Beweglichkeit, Motilität, Hirnleistung und Praxie u.a..

Über die gegenseitige, positive oder negative Beeinflussung der verschiedenen funktionellen Fähigkeiten oder Störungen ist derzeit wenig bekannt. Die Beantwortung dieser Fragen ist aber für eine zunehmend effizienter werdende spezifisch-geriatrische Therapie entscheidend.

Von einem „gebündelten" Einsatz aller Verfahren des Basisassessment versprechen wir uns wertvolle Informationen über verbliebene Fähigkeiten in unterschiedlichen Bereichen und daraus ableitbare Behandlungspotentiale für den einzelnen Patienten.

❊ ***Barthel Index (BI)***

Der Barthel-Index (BI) ist ein von MAHONEY und BARTHEL im Jahr 1965 konstruiertes Verfahren zur Erfassung grundlegender Alltagsfunktionen. Die Autorinnen (Ärztin und Physiotherapeutin) boten die Skala primär für Patienten mit neuro-muskulären oder muskulo-skelettalen Erkrankungen an, er hat sich aber auch für die Beurteilung von alten Patienten mit allen anderen Erkrankungen gut bewährt [18].

Der Barthel Index (BI) enthält zehn in 5-, 10- oder 15 Punkteschritten unterschiedlich gewichtete Items. Maximal können 100 Punkte vergeben werden. Er ist ordinal skaliert. Zahlreiche Untersuchungen belegen seine gute bis sehr gute Validität, Sensitivität und Reliabilität. Er besitzt eine gewisse prädiktive Wertigkeit für die Vorhersage therapeutischer Verläufe [10, 11, 20, 35, 44].

Eine volle Punktzahl darf nur für eine völlig selbständige und sichere Durchführung der beobachten Tätigkeiten vergeben werden. Am zuverlässigsten wird er von Pflegekräften erhoben, hilfsweise, wenn keine Verhaltensbeobachtung möglich ist, in Form einer Befragung.

In den oberen Bereichen, nahe der maximalen Punktezahl von 100, die zwar eine Unabhängigkeit in funktionellen Basisfunktionen ausdrückt, kann durchaus Unterstützungsbedarf bestehen. Fehlende Aktivitäten, die allerdings durch Außenanregung stimulierbar wären oder zu denen sich der Patient durch bloße Anwesenheit einer Betreuungsperson – aus Sicherheitsgründen - in der Lage fühlen würde, werden ebenso wie Geschwindigkeitsaspekte nicht erfaßt.

Um „feinere" Alltagsfähigkeiten, wie die Regelung finanzieller Angelegenheiten oder soziale Aktivitäten zu erfassen, beinhaltet das Basisassessment zusätzlich den Fragebogen „Soziale Situation" und die Performance-Aufgabe „Geldzählen".

➛ **Ergebnisinterpretation:**

100 Punkte:

Der Proband ist in den Basisaktivitäten des täglichen Lebens (ADL) weitgehend unabhängig. Er ist im allgemeinen nicht von Pflege abhängig; hauswirtschaftliche Hilfen können aber erforderlich sein.

Weniger als 100 Punkte:

Da der Barthel Index (BI) keine kontinuierliche Skala ist, kann er – als alleiniges Verfahren angewandt – den Grad der Hilfsbedürftigkeit nicht quantifizieren. Bei der Beurteilung pflegebedürftiger alter Menschen können einzelne Items eine größere Bedeutung haben als die im Summenscore erreichte Punktezahl. Wertangaben im Summenscore haben sich allerdings für Verlaufsbeurteilungen und für statistische Vergleiche als zweckmäßig erwiesen.

▼ Handlungsanleitung: Barthel Index

1. Essen:

10 Punkte: *Unabhängig*, der Patient kann eine Mahlzeit selbständig von einem Tablett oder dem Tisch einnehmen, wenn jemand das Essen in Reichweite stellt. Er muß in der Lage sein, technische Hilfsmittel, falls benötigt, selbst einzusetzen, das Essen zu schneiden, Salz und Pfeffer zu benutzen, Butter zu streichen, usw. Er muß diese Tätigkeiten in einer angemessenen Zeit ausführen können.

5 Punkte: *Einige Hilfe ist notwendig* (Lebensmittel schneiden usw., wie oben angeführt).

0 Punkte: Der Patient erfüllt nicht die Voraussetzungen, um 5 Punkte zu erhalten.

2. Transfer Bett - Rollstuhl und zurück:

15 Punkte: *Unabhängig* in allen Phasen dieser Tätigkeit. Der Patient kann das Bett in seinem Rollstuhl sicher ansteuern, betätigt die Bremsen, hebt die Fußrasten an, führt den Transfer zum Bett sicher durch, legt sich hin, kommt aus dem Liegen zu einer sitzenden Position an der Bettkante, wechselt die Position des Rollstuhles, falls nötig, um den Transfer zurück in den Rollstuhl sicher durchzuführen und führt dann den Transfer durch.

10 Punkte: Der Patient benötigt entweder *geringe Hilfen* in der einen oder anderen Phase der obengenannten Aktivitäten oder eine *Beaufsichtigung* bei der

einen oder anderen Phase dieser Aktivitäten aus Sicherheitsgründen. Diese geringe Hilfe sollte ein Ausmaß nicht übersteigen, welches ein *gleichaltriger Lebenspartner regelmäßig* leisten kann.

5 Punkte: Der Patient kann eine sitzende Position ohne Hilfe einer zweiten Person einnehmen, aber muß vom Bett zum Rollstuhl getragen werden oder benötigt beim Transfer *erhebliche Hilfe*.

0 Punkte: Der Patient erfüllt nicht die Voraussetzungen, um 5 Punkte zu erhalten.

3. Persönliche Hygiene:

5 Punkte: Der Patient kann Hände und Gesicht waschen, das Haar kämmen, die Zähne putzen. Für Männer gilt, daß sie ihren jeweiligen Rasier benutzen können, dabei müssen sie die Klinge selbst einsetzen bzw. den Stecker in die Steckdose stecken können und den Rasierer selbständig von einer Ablage oder dem Waschtisch nehmen können. Frauen müssen Make up selbständig auflegen können. Aufwendige Frisuren oder das Flechten von Zöpfen müssen sie nicht selbständig durchführen können.

0 Punkte: Die Voraussetzungen, um 5 Punkte zu erreichen, sind nicht gegeben.

4. Toilettenbenutzung:

10 Punkte Der Patient kann die Toilettenbenutzung *selbständig* durchführen, hierbei Kleidung selbständig an-

und ausziehen, kann das Verschmutzen der Kleidung bei der Toilettenbenutzung vermeiden und benutzt selbständig das Toilettenpapier. Er kann einen Wandhandgriff oder andere Haltegriffe zur Unterstützung benutzen, falls erforderlich. Wenn es erforderlich ist, eine Bettpfanne als Toilette zu benutzen, muß er in der Lage sein, diese auf einen Stuhl zu stellen, sie nach Benutzung auszuleeren und zu reinigen.

5 Punkte: Der Patient *benötigt Hilfe* wegen des fehlenden Gleichgewichtes oder beim Umgang mit der Kleidung oder bei der Benutzung des Toilettenpapiers.

0 Punkte: Der Patient kann die Voraussetzungen nicht erfüllen, 5 Punkte zu erhalten.

5. Selbständiges Baden:

5 Punkte: Der Patient kann *selbständig* in Badewanne oder Dusche ein Vollbad/Duschbad nehmen und sich abseifen. Er muß in der Lage sein, hierbei alle Handlungen selbst auszuführen, ohne daß eine weitere Person anwesend ist.

0 Punkte: Der Patient kann die Voraussetzungen nicht erfüllen, um 5 Punkte zu erlangen.

6. Gehen auf Flurebene:

15 Punkte: Der Patient kann mindestens 50 m gehen *ohne Hilfe oder Überwachung*. Er kann hierbei Gurte oder Prothesen benutzen, einen Stock oder

Unterarmgehstützen bzw. ein anderes Gehhilfsmittel, nicht jedoch einen Gehwagen (weitgehende Übernahme von Körpergewicht und Gleichgewicht durch das Hilfsmittel).
Der Patient muß in der Lage sein, eventuell benutzte Gürtel selbständig zu öffnen oder zu schließen, sich selbständig aufzusetzen und hinzusetzen, technische Hilfsmittel in richtige Positionen für die Benutzung zu bringen und sie beim Sitzen zur Seite zu stellen.
Das Anlegen und Ausziehen von Bruchbändern wird unter Anziehen eingestuft.

10 Punkte: Der Patient benötigt *geringe Hilfe oder Überwachung* (*siehe 2.*) bei einer der oben genannten Tätigkeiten, kann jedoch mindestens 50 m mit wenig Hilfe gehen.

6 a. Fahren mit einem Rollstuhl:

5 Punkte: Der Patient kann nicht selbständig gehen, aber einen Rollstuhl *selbständig bedienen*. Er muß in der Lage sein, um Ecken herumzufahren, umzudrehen, den Rollstuhl an einen Tisch heranzufahren, ebenso an Bett, Toilette usw..
Er muß mindestens 50 m mit dem Rollstuhl fahren können.

! Diese Bewertung darf nicht vorgenommen werden, falls der Patient Punkte für das Gehen erhält !

0 Punkte: Der Patient erfüllt weder die Voraussetzungen, 10 Punkte, noch die Voraussetzung, 5 Punkte zu erhalten.

7. Treppensteigen:

10 Punkte: Der Patient ist in der Lage, eine Reihe von Stufen sicher *ohne Hilfe oder Überwachung* herauf- oder herabzusteigen. Er darf und sollte den Handlauf benutzen, Handstock oder Unterarmstützen, wenn nötig. Er muß in der Lage sein, Handstock oder Unterarmstützen beim Treppensteigen zu tragen.

5 Punkte: Der Patient benötigt Hilfe oder Überwachung bei einer der oben aufgeführten Tätigkeiten.

0 Punkte: Der Patient erfüllt nicht die Voraussetzungen, 5 Punkte zu erlangen.

8. An- und Auskleiden:

10 Punkte: Der Patient ist in der Lage, sich *selbständig* an- und auszuziehen, Schuhschnallen zu befestigen (es sei denn, es ist nötig, hierfür spezielle Vorrichtungen zu nutzen). Er muß auch in der Lage sein, ein Korsett oder ein Bruchband anzulegen, falls dieses verordnet ist.
An die Behinderung angepaßte Kleidung (Anziehhilfe, Freizeitschuhe, Kleidungsstücke mit Knopfleiste auf Bauch und Brustseite) darf verwandt werden, wenn nötig.

5 Punkte: Der Patient *benötigt Hilfe* beim An- und Ausziehen oder beim Schließen/Befestigen von Kleidungsstücken. Er muß mindestens die Hälfte der Tätigkeit selbst durchführen und dieses in einer angemessenen Zeit. Bei Frauen wird die Benutzung eines BH oder eines Hüfthalters nicht

bewertet, es sei denn, diese Kleidungsstücke sind ärztlich verordnet.

0 Punkte: Der Patient erfüllt nicht die Voraussetzungen, 5 Punkte zu erlangen.

9. Stuhlkontinenz:

10 Punkte: Der Patient kann seinen Stuhlgang kontrollieren und ist *kontinent*. Er kann ein Zäpfchen einführen oder *selbständig* ein Mikro-Clist benutzen, wenn nötig (wie bei querschnittsgelähmten Patienten, die ein Stuhltraining durchführen).

5 Punkte: Der Patient benötigt Hilfe beim Einführen eines Zäpfchens oder Benutzen eines Klismas bzw. ist *gelegentlich inkontinent*.

0 Punkte: Der Patient erfüllt nicht die Voraussetzungen 5 Punkte zu erlangen.

10. Urinkontinenz:

10 Punkte: Der Patient ist *Tag und Nacht kontinent*. Patienten mit Querschittslähmung, die einen Dauerkatheter oder andere externe Harnableitungen und Beinbeutel tragen, müssen diese *selbständig* versorgen einschließlich Reinigung der verwandten Hilfsmittel und hierbei ebenfalls Tag und Nacht kontinent sein.

5 Punkte: Der Patient ist *gelegentlich inkontinent* oder kann nicht ausreichend lange auf eine Bettpfanne war-

ten bzw. zeitgerecht zur Toilette kommen. Er benötigt Hilfe bei externer Harnableitung.

0 Punkte: Der Patient ist nicht in der Lage, 5 Punkte zu erreichen.

❋ *Mini-Mental State Examination (MMSE)*

Kognitive Fähigkeiten lassen im Alter häufig nach. Der Übergang von physiologischen Gedächtnisschwierigkeiten (gutartige Altersvergeßlichkeit) zu pathologischen Veränderungen (Demenz-Syndromen unterschiedlicher Ätiologie) ist fließend. Da die Verminderung kognitiver Fähigkeiten die Alltags-Kompetenz erheblich einschränkt und zu Pflegebedürftigkeit führt, ist die Klärung von Gedächtnisschwierigkeiten von erheblicher Bedeutung.

Die Mini-Mental State Examination (MMSE) ist das am häufigsten angewandte Screeningverfahren für Gedächtnisstörungen. Die Originalversion der MMSE [17] beinhaltet ebenso wie die von uns bearbeitete und empfohlene Fassung 30 Fragen.

Sie besteht aus zwei Teilen: Im ersten Teil werden Orientiertheit, Gedächtnis und Aufmerksamkeit überprüft, im zweiten Teil das Benennen, Lesen und Schreiben sowie visuell-konstruktive Fähigkeiten. Geistig rüstige Menschen im höheren Lebenssalter erreichen im Mittel 28 Punkte.

Es wird angenommen, daß 24 oder weniger Punkte mit hoher Wahrscheinlichkeit auf eine kognitive Einschränkung hinweisen. In diesem Fall ist eine weitere Abklärung der Gedächntisfunktionen dringend erforderlich.

Da es sich bei der MMSE um eine Screeningmethode handelt, kommen kognitive Stärken aus detaillierten Gedächtnisbereichen nicht zur Darstellung. Die Ergebnisinterpretation gibt Anhaltpunkte für den Schweregrad der Gedächtnisstörung.

Im Bereich 25 bis 30 erreichter Punkte liegt aller Wahrscheinlichkeit nach keine Demenz vor. Gemäß der üblichen Interpretation wird bei 24 und weniger Punkten eine weitere Abklärung auf das Vorliegen eines dementiellen Syndroms empfohlen.

Richtlinien für eine feinere Bewertung, insbesondere in Grenzbereichen, werden in der Arbeitsgruppe diskutiert.

➛ **Ergebnisinterpretation:**

Zwischen 30 und 25 Punkten:
Es ist keine kognitive Einschränkung anzunehmen.

Zwischen 24 und 18 Punkten:
Es kann eine leichte kognitive Einschränkung angenommen werden.

Zwischen 17 bis 0 Punkten:
Eine schwere bis schwerste kognitive Einschränkung ist wahrscheinlich.

▼ Handlungsanleitung: Mini-Mental State Examination

Punkte

(1-5)	(0 / 1)	1. Was für ein Datum ist heute?
	(0 / 1)	2. Welche Jahreszeit?
	(0 / 1)	3. Welches Jahr haben wir?
	(0 / 1)	4. Welcher Wochentag ist heute?
	(0 / 1)	5. Welcher Monat?

Zuerst nach dem Datum fragen, dann geziehlt nach den noch fehlenden Punkten (z. B. „können Sie mir auch sagen, welche Jahreszeit jetzt ist ?“)

(6-10)	(0 / 1)	6. Wo sind wir jetzt ? Welches Bundesland?
	(0 / 1)	7. Welcher Landkreis/welche Stadt?
	(0 / 1)	8. Welche Stadt/welcher Stadtteil?
	(0 / 1)	9. Welches Krankenhaus?
	(0 / 1)	10.Welche Station/welches Stockwerk?

Zuerst nach dem Namen der Klinik, dann nach Station/Stockwerk, Stadt/Stadtteil usw. fragen. In Großstädten sollte nicht nach Stadt und Landkreis, sondern nach Stadt und Stadtteil gefragt werden, in jedem Fall nach dem aktuellen Aufenthaltsort und nicht nach dem Wohnort.

(11-13)	(0 / 1)	11.Bitte merken Sie sich:	Apfel
	(0 / 1)	12.	Pfennig
	(0 / 1)	13.	Tisch

Anzahl der Versuche:_______

Der Untersucher muß zuerst fragen, ob der Patient mit einem kleinen Gedächtnistest einverstanden ist. Er wird darauf hingewiesen, daß er sich 3 Begriffe merken soll.

Die Begriffe langsam und deutlich – im Abstand von jeweils ca. einer Sekunde nennen. Direkt danach die 3 Begriffe wiederholen lassen, der erste Versuch bestimmt die Punktzahl. Ggf. wiederholen, bis der Untersuchte alle 3 Begriffe gelernt hat.

Die Anzahl der notwendigen Versuche wird notiert (max. sind

sechs Versuche zulässig). Wenn nicht alle 3 Begriffe gelernt wurden, kann der Gedächtnistest nicht durchgeführt werden.

(14-18) Ziehen Sie von 100 jeweils 7 ab oder – falls nicht durchführbar - buchstabieren Sie Stuhl rückwärts:

(0/ 1)	14.	93	L
(0 / 1)	15.	86	H
(0 / 1)	16.	79	U
(0 / 1)	17.	72	T
(0 / 1)	18.	65	S

Beginnend bei 100 muß fünfmal jeweils 7 subtrahiert werden. Jeden einzelnen Rechenschritt unabhängig vom vorhergehenden bewerten, damit ein Fehler nicht *mehrfach* bewertet wird.

Alternativ (z. B., wenn der Untersuchte nicht rechnen kann oder will) kann in Ausnahmefällen das Wort STUHL rückwärts buchstabiert werden. Das Wort sollte zunächst vorwärts buchstabiert und – wenn nötig – korrigiert werden.

Die Punktzahl ergibt sich aus der Anzahl der Buchstaben, die in der richtigen Reihenfolge genannt werden (z. B. „LHTUS“ = 3 Punkte).

(19-21) Was waren die Dinge, die Sie sich vorher gemerkt haben ?

(0 / 1)	19.	Apfel
(0 / 1)	20.	Pfennig
(0 / 1)	21.	Tisch

Der Untersuchte muß die drei Begriffe nennen, die er sich unter 11 bis 13 merken sollte.

(22,23) Was ist das?
(0 / 1) 22. Uhr
(0 / 1) 23. Bleistift/Kugelschreiber

Eine Uhr und ein Stift werden gezeigt, der Untersuchte muß diese richtig benennen.

---

(24) Sprechen Sie nach:
(0 / 1) 24. „Kein wenn und oder aber."

Der Satz muß unmittelbar nachgesprochen werden, nur ein Versuch ist erlaubt. Es ist nicht zulässig, die Redewendung „Kein wenn und aber" zu benützen.

(25-27) Machen Sie bitte folgendes:
(0 / 1) 25. Nehmen Sie bitte das Blatt in die Hand,
(0 / 1) 26. falten Sie es in der Mitte und
(0 / 1) 27. lassen Sie es auf den Boden fallen.

Der Untersuchte erhält ein Blatt Papier, der dreistufige Befehl wird nur einmal erteilt. Einen Punkt gibt es für jeden Teil, der korrekt befolgt wird.

---

(28) Lesen Sie und machen Sie es bitte:
(0 / 1) 28. „Augen zu !"

Die Buchstaben (AUGEN ZU) müssen so groß sein, daß sie auch bei eingeschränktem Visus noch lesbar sind. Ein Punkt wird nur dann gegeben, wenn die Augen wirklich geschlossen werden.

---

(29) (0 / 1) 29. Schreiben Sie bitte einen Satz (mind. Subjekt und Prädikat) !

Es darf kein Satz diktiert werden. Die Ausführung muß spontan erfolgen. Der Satz muß Subjekt und Prädikat enthalten und sinnvoll sein. Korrekte Grammatik und Interpunktion ist nicht gefordert. Das Schreiben von Namen und Anschrift ist nicht ausreichend.

---

(30) (0 / 1) 30. Kopieren Sie bitte die Zeichnung (zwei Fünfecke)

Auf einem Blatt sind zwei sich überschneidende Fünfecke dargestellt (*siehe Anlage: Erhebungsbögen*), der Untersuchte soll diese so exakt wie möglich abzeichnen. Alle 10 Ecken müssen widergegeben sein und zwei davon sich überschneiden, nur dann wird ein Punkt gegeben.

❊ ***Geriatrische Depressions-Skala (GDS)***

20 bis 45% aller alten Patienten weisen depressive Störungen auf, die in der Hälfte der Fälle nicht erkannt werden [2]. Begleitdepressionen verlängern und komplizieren aber die Behandlung organischer Erkrankungen und können verfrüht zu Pflegebedürftigkeit führen. Sie können nicht vorhandene Demenzerkrankungen vortäuschen oder bereits manifeste Demenzerkrankungen aggravieren. Depressive Symptome bei betagten Patienten zu erkennen und rechtzeitig zu behandeln, ist daher besonders wichtig.

Screeningverfahren tragen dazu bei, Depressionen aufzudecken. Die von YESAVAGE [48] speziell für alte Menschen entwickelte

Geriatric Depression Scale (GDS) hat in einer Kurzfassung, die 15 Fragen enthält, international sehr weite Verbreitung gefunden. Sie ist in hohem Maße sensitiv und reliabel [33] und eignet sich für Verlaufskontrollen.

Im deutschsprachigen Raum existieren unterschiedliche Übersetzungen. Die Arbeitsgruppe „Geriatrisches Assessment“ (AGAST) adaptiert die Originalversion von YESAVAGE möglichst wortgetreu.

Sechs Punkte oder mehr sprechen für das Vorliegen einer depressiven Symptomatik. Eine Punktzahl von weniger als 6 schließt eine Depression nicht vollständig aus. Eine wesentliche Einschränkung dieses Screenings für Depression besteht jedoch in der schlechten Empfindlichkeit für Angstsymptome oder in einem möglichen Nichteingestehen depressiver Anzeichen.

➛ **Ergebnisinterpretation:**

Sechs Punkte oder mehr:

Eine Depression ist wahrscheinlich. Weitergehende Diagnostik ist erforderlich.

▼ Handlungsanleitung: Geriatrische Depressions-Skala

Der Proband ist darauf hinzuweisen, daß sich die Fragen darauf beziehen, wie er sich in der letzten Woche gefühlt hat. In der Klinik sollte der Erhebungsbogen (*siehe Anlage 2c*) am Tag nach der Aufnahme vom Patienten selbst ausgefüllt werden. Hilfsweise, bei schlechtem Visus oder mangelnder Kooperationsfähigkeit, kann der Untersucher die Befragung durchführen.

Sind die kognitiven Leistungen stark eingeschränkt (z. B. nach Hinweisen in der MMSE), sind Ergebnisse der Geriatrischen Depressions-Skala (GDS) nicht verwertbar.

❊ *Soziale Situation (SoS)*

Neben physischen und psychischen Faktoren spielt bei geriatrischer Diagnostik und Therapie die soziale Situation eine wichtige Rolle. Soziale Verhältnisse und Wohnsituation beeinflussen den Krankheitsverlauf und die Prognose älterer Menschen. Soziale Isolation ist ein Risikofaktor für Morbidität und Mortalität. Gebrechliche ältere Menschen benötigen Unterstützung, um weiter in ihrem Umfeld leben zu können. Unter den Bedingungen guter sozialer Einbettung können Funktionsverluste besser ausgeglichen werden und Heimaufenthalte vermieden werden. Diese Personen weisen ferner eine längere Lebenserwartung auf.

Um die soziale Situation älterer Patienten zu erfassen, wurde von NIKOLAUS [24] ein Fragebogen entwickelt (*siehe Anlage Erhebungsbögen 2d*). Er beinhaltet Angaben zu sozialen Kontakten und Unterstützung, Aktivitäten, wirtschaftlichen Verhältnissen und zur Wohnsituation.

Die Skala umfaßt 25 Punkte. Werden weniger als 17 Punkte erreicht, besteht dringender Anlaß, die soziale Gesamtsituation zu klären, z.B. einen Hausbesuch durchzuführen, mit einem Sozialarbeiter Kontakt aufzunehmen oder eine Übergangsbetreuung bzw. Übergangspflege in die Wege zu leiten.

Für diese Zwecke sind gute Testgütekriterien (Sensitivität, Spezifität, Reliabilität) nachgewiesen [24]. Die Akzeptanz des Verfahrens ist bei Patienten, Ärzten und Betreuungspersonen hoch.

➛ **Ergebnisinterpretation:**

Weniger als 17 Punkte:

Es besteht dringender Anlaß für einen Hausbesuch, zur Kontaktaufnahme mit einem Sozialarbeiter oder zur Einleitung einer Übergangsbetreuung, um die soziale Gesamtsituation zu klären.

▼ Handlungsanleitung: Soziale Situation (SoS)

Das Interview zur „Sozialen Situation“ eignet sich sehr gut dazu, die Untersuchungen des Basisassessment einzuleiten. In der Regel berichten alte Patienten gerne aus den betreffenden Bereichen. Die Fragen werden in offener Form gestellt, d.h. sie müssen nicht wortgetreu vorgelegt werden.

Nur wenn der Untersucher die Antworten des Probanden nicht eindeutig zuordnen kann, bittet er den Probanden, sich auf eine der Antwortmöglichkeiten festzulegen.

❄ *Handkraft*

Eine ausreichende Handgriffstärke ist die Voraussetzung für die manuellen Fähigkeiten bei allen Verrichtungen des täglichen Lebens (Ankleiden, Essen Kochen, Toilettengang etc.). Eine verminderte Handgriffstärke ist ein Anzeichen für generell verminderte Muskelkraft alter Menschen. Geringe Handgriffstärke korreliert daher stark mit deutlich erhöhtem Sturz- und Frakturrisiko [7], mit verminderter Selbsthilfefähigkeit [15] und mit erhöhter Mortalität [29].

Wir empfehlen daher, im Rahmen des Basisassessment die maximale Handgriffstärke zu prüfen (handgrip). Ein einfacher Handkraftmesser (Vigorimeter) wird von der Fa. Orthopädia hergestellt und ist z.B. erhältlich bei:

Fa. Kaphings
Niederwettersche Str. 1
35094 Lahntal-Goßfeldern

In den angloamerikanischen Ländern wird die Handgriffstärke häufig mit einem Dynamometer in der Einheit Newton (N) gemessen (1 kp = 9,81 N). Zur Messung der Handgriffstärke kann auch ein Vigorimeter verwendet werden [3, 7, 15, 29].

Der Proband komprimiert dabei einen Gummiballon mit einer Hand. Die dabei gemessene physikalische Größe ist der in der SI-Einheit Pascal (Pa) angegebene Druck, der bei der Bildung einer Faust auf Dynanometer oder Vigorimeter aufgebracht werden kann.

Da Kraft und Druck zwei verschiedene physikalische Größen sind, lassen sie sich nicht direkt ineinander umrechnen. Durch vergleichende Messungen konnte gezeigt werden, daß der Druck von einem kPa in etwa der Kraft von 2,5 N entspricht.

Die maximale Handgriffstärke (handgrip) unterliegt bei Normstichproben über 65jähriger gesunder Probanden erheblichen interindividuellen Schwankungen; sie ist bei Frauen im Mittel um über die Hälfte geringer als bei Männern [3].

➛ Ergebnisinterpretation:

Normwerte der Handgriffstärke:

über 65 jährige gesunde Männer:	331 N (131 kPa)
über 65 jährige gesunde Frauen:	191 N (76 kPa)

Unterschreiten der Normwerte um mehr als 50%:

Es besteht im Rahmen einer akuten Erkrankung ein signifikant erhöhtes Risiko für eingeschränkte Selbsthilfefähigkeit, Sturz, Fraktur und Sterblichkeit.

▼ Handlungsanleitung: Handkraft

Der Patient soll die Messung seiner Handkraft, in der für ihn günstigsten Position ohne Aufstützen der Arme durchführen. Es wird dreimal an der dominanten Hand gemessen. Der Abstand zwischen den einzelnen Messungen sollte eine Minute betragen.

Der beste Wert der drei Messungen wird notiert. Bei

Hemiplegiepatienten wird die Kraft der nicht betroffenen Hand gemessen.

❊ *Geldzählen*

Für ältere Menschen ist der richtige Umgang mit Geld eine wesentliche Vorraussetzung für ihre selbständige Lebensführung. Ist der Umgang mit Geld nicht möglich, sind alte Menschen von anderen Personen abhängig.

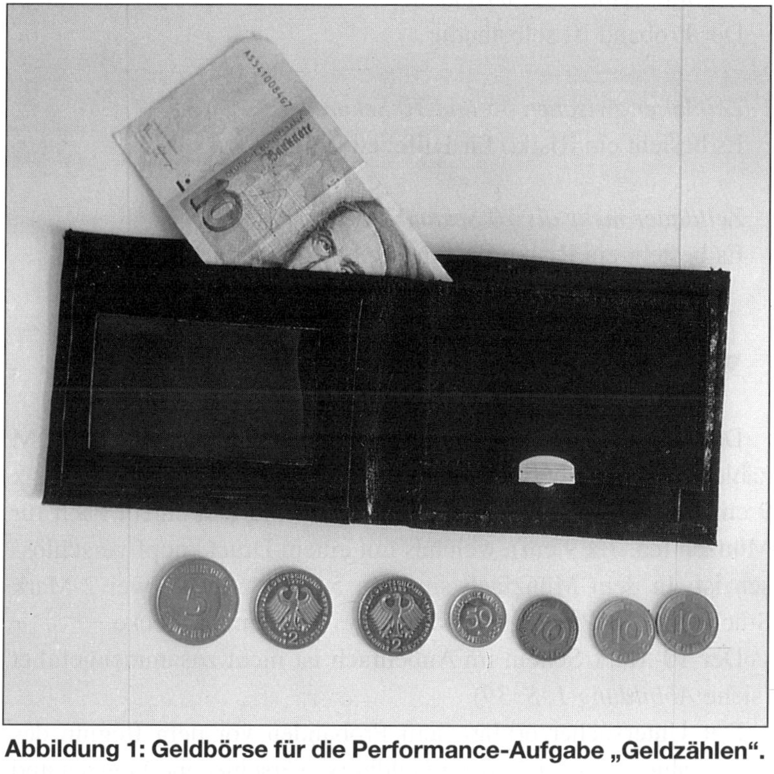

Abbildung 1: Geldbörse für die Performance-Aufgabe „Geldzählen".

„Geldzählen“ nach NIKOLAUS [26, 27] erfaßt die „feineren“ Tätigkeiten des täglichen Lebens, die manuellen Fähigkeiten, den Nahvisus und auch kognitive Funktionen durch die darin enthaltenen Rechenvorgänge.

Das empfohlene Verfahren erfüllt alle Testgütekriterien; es ist besonders gut für Verlaufsuntersuchungen, z.B. unter Therapie geeignet. Gemessen wird die Zeitdauer in Sekunden, in der das empfohlene Verfahren durchgeführt werden kannn.

Pflegeabhängige Personen benötigen im Mittel 123 Sekunden, völlig selbständige Personen im Mittel 31 Sekunden.

➛ **Ergebnisinterpretation:**

Zeitdauer unter 45 Sekunden:
Der Proband ist selbständig.

Zeitdauer zwischen 45 und 70 Sekunden:
Es besteht ein Risiko für Hilfebedürftigkeit.

Zeitdauer mehr als 70 Sekunden:
Es besteht ein Risiko für erhebliche Hilfsbedürftigkeit.

▼ Handlungsanleitung: Geldzählen

Die Testperson soll einen definierten Geldbetrag von 19,80 DM zählen. Das Geld befindet sich in einer Geldbörse (Größe ca. 12 x 9 cm) mit einem Außenfach für Geldscheine und einem Fach für Münzen (ca. 7 x 9 cm), welches mit einem Druckknopf verschlossen ist. In dem Münzfach sind ein 5-Mark Stück, zwei 2-Mark Stücke, ein 50-Pfennig Stück und drei 10-Pfennig Stücke.

Der 10-Mark Schein im Außenfach ist nicht zusammengefaltet (siehe *Abbildung 1, S. 39*).

Der Untersucher erklärt dem Probanden vor dem Beginn des „Geldzählen“, daß sich in der Geldbörse verschiedene Münzen und ein Geldschein befinden und zeigt ihm die entsprechenden Fächer. Nach Aufforderung beginnt der Proband aus der geschlossenen Börse das Geld herauszunehmen und zu zählen.

Die benötigte Zeit wird bei richtiger Nennung des Betrages in Sekunden notiert. Verzählt sich der Proband, macht der Untersucher ihn auf seinen Fehler aufmerksam.

Nach drei Fehlversuchen oder nach 300 Sekunden wird der Test abgebrochen.

❊ *Timed „Up & Go“*

Störungen der Mobilität und Stürze sind zentrale Probleme bei alten Patienten. Hausarzt und Geriater sollten sie so bald wie möglich erkennen, um präventive, diagnostische und therapeutische Maßnahmen einleiten zu können. Timed „Up & Go“ nach PODSIADLO & RICHARDSON [31] überprüft die minimale Beweglichkeit, die beispielsweise die Voraussetzung für den selbständigen Gang zur Toilette ist.

Das Überqueren einer Straße erfordert eine minimale Gehgeschwindigkeit von 0,5 Metern pro Sekunde. Timed „Up & Go“ beinhaltet einfache Aufgaben zur Erfassung der Mobilität, die in Sekunden gemessen werden.

➛ **Ergebnisinterpretation:**

Zeitdauer unter 10 Sekunden:

Die Probanden sind in ihrer für den Alltag erforderlichen Mobilität völlig uneingeschränkt.

Zeitdauer zwischen 11 und 19 Sekunden:

Die Probanden sind weniger mobil, aber es bestehen noch keine Einschränkungen für die Erfordnisse des täglichen Lebens.

Zeitdauer zwischen 20 und 29 Sekunden:
Die Probanden sind in ihrer Mobilität soweit eingeschränkt, daß funktionelle Auswirkungen wahrscheinlich sind.
Die Gehgeschwindigkeit dieser Gruppe liegt im allgemeinen noch bei den ca. 0,5 Metern pro Sekunde, die als minimale Erfordernis zu einem sicheren Überqueren einer Straße gelten. Die entsprechende Patientengruppe ist aber gefährdet, weitere Einschränkungen ihrer Bewegungsfähigkeit zu erleiden.

Zeitdauer über 30 Sekunden:
Bei diesen Probanden liegt eine ausgeprägte Mobilitätseinschränkung vor, die in der Regel eine intensive Betreuung und eine adäquate Hilfsmittelversorgung erforderlich macht.

▼ Handlungsanleitung: Timed „Up & Go"

Der Proband sitzt auf einem Stuhl mit Armlehne (Sitzhöhe ca. 46 cm). Er darf gegebenenfalls ein Hilfsmittel (z. B. Stock) benutzen. Die Arme liegen locker auf den Armstützen und der Rücken liegt der Rücklehne des Stuhles an. Beim Erreichen dieser Position hilft der Untersucher nicht mit.

Nach Aufforderung soll der Proband mit einem normalen und sicheren Gang bis zu einer Linie laufen, die in drei Metern Entfernung vor dem Stuhl auf dem Boden angezeichnet ist, sich dort umdrehen, wieder zurück zum Stuhl gehen und sich in die Ausgangsposition begeben.

Die dafür benötigte Zeit wird in Sekunden notiert; es ist keine Stoppuhr vorgeschrieben. Vor der eigentlichen Zeitmessung kann der Proband den Bewegungsablauf üben. Der Untersucher darf den Bewegungsablauf einmal demonstrieren.

❋ *Motilitätstest nach TINETTI*

Dem Timed „Up & Go“ schließt sich der Motilitätstest nach TINETTI [40] an. Bei vielen Patienten mit offensichtlichen Gangstörungen zeigt eine neuromuskuläre Untersuchung kein Korrelat [42]. Die unmittelbare Becbachtung des Bewegungsablaufes ist der körperlichen Untersuchung des Bewegungsapparates oft überlegen.

Der Motilitätstest nach TINETTI ist in der Lage, Patienten mit erhöhtem Sturzrisiko zu identifizieren. Er analysiert einzelne Funktionen der Mobilität, wie Balance und Stand sowie Gangbild, mit Hilfe eines vorgegebenen Punktescores. Die maximal erreichbare Punktezahl beträgt 28 Punkte. Eine errniedrigte Punktezahl sagt erhöhtes Sturzrisiko vorher. Beide Verfahren eignen sich gut zu Verlaufskontrollen [31].

➛ **Ergebnisinterpretation:**

Punktezahl unter 20:

Es besteht ein erhöhtes Sturzrisiko.

▼ Handlungsanleitung: Motilitätstest nach TINETTI

Der Proband hat verschiedene Aufforderungen des Untersuchers zu befolgen (siehe Anlage: *Erhebungsbögen 2g*).

Art und Sicherheit der Durchführung werden bewertet. Beliebige Hilfsmittel dürfen verwendet werden. Sie werden auf dem Erhebungsbogen notiert.

- Die Prüfung von Stand und Balance beinhaltet die Einzelschritte Aufstehen, Stehen in den ersten Sekunden, Stehen mit geschlossenen Augen, Drehen auf der Stelle und wieder Hinsetzen.
- Weiter wird die Standfestigkeit des Probanden durch mehrere leichte Stöße gegen die Brust überprüft. Der Untersucher sollte bei diesem Manöver in unmittelbarer Nähe des Probanden sein.

- Beim Aufstehen soll beurteilt werden, ob dies dem Probanden beim ersten Anlauf gelingt oder ob er z.B. die Armlehne des Stuhles als Stütze braucht.
- Beim Stehen ist es wichtig zu beurteilen, ob die Testperson einen Halt benötigt und ob die Füße geschlossen sind.
- Zur Beurteilung des Gehens wird das Gangbild nach Schrittauslösung, Schrittlänge, Schritthöhe, Schrittsymmetrie, Gangkontinuität, Wegabweichung, Schrittbreite und Rumpfstabilität analysiert.

❄ *Clock Completion (CC): Uhren Ergänzen*

Das Zeichnen einer Uhr ist ein bewährtes Screeningverfahren für kognitive Defizite [36, 46] und für Hirnleistungsstörungen wie Neglectphänomene und Apraxie sowie für Gesichtsfeldeinschränkungen. Fehler beim Zeichnen können auf ein beginnendes Demenz-Syndrom hinweisen [8].

Die CC ist für Verlaufskontrollen geeignet. Sie ist einfach und in kurzer Zeit durchführbar. Sie ergänzt die Mini-Mental Status Examination (MMSE).

Für die Auswertung empfehlen wir das Scoring- System nach WATSON [45], das eine gute Sensitivität und Spezifität für die Identifikation von Demenz-Syndromen aufweist.

Eine Bewertung bis zu drei Punkten liegt noch im Normbereich: keine kognitiven Störungen.

➛ **Ergebnisinterpretation:**

Mehr als drei Punkte im Scoring-System nach WATSON:
Es liegt eine Hirnleistungsstörung vor.

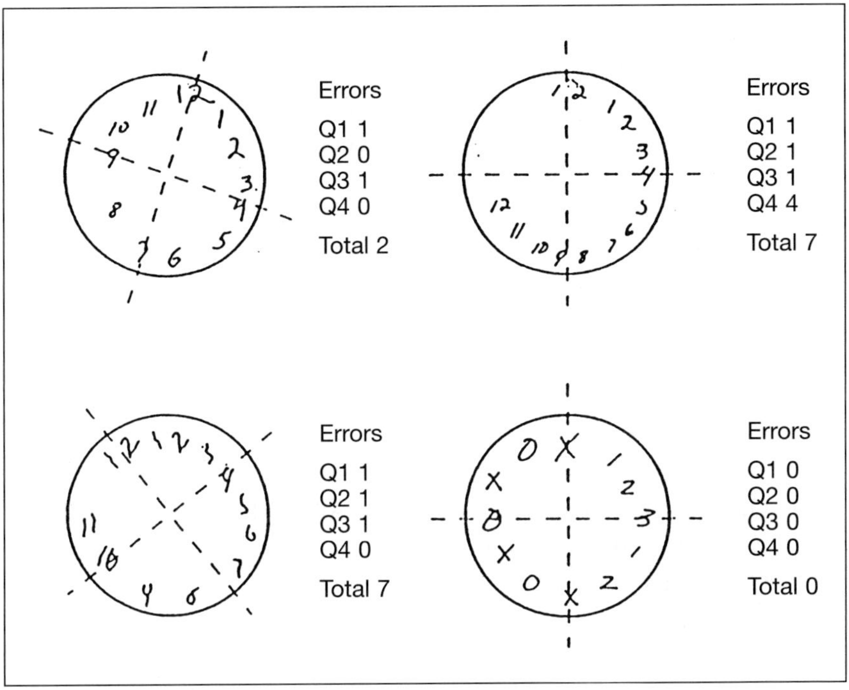

Abbildung 2: Beispiel für die Bewertung von Clock Completion (CC)/ Uhren Ergänzen.

▼ Handlungsanleitung: Clock Completion (CC)

Der Proband wird aufgefordert, in einem vorgezeichneten Kreis (Durchmesser 10 cm) die Ziffern einer Uhr einzuzeichnen. Voraussetzung zur Durchführung des CC ist ein korrigierter Nahvisus von mindestens 0,2.

Manual für die Auswertung:

1. Der Kreis wird in vier gleiche Quadranten unterteilt. Dazu wird eine Linie von der Zahl, welche am ehesten der Ziffer 12 entspricht, durch die Mitte des Kreises gezogen. Eine zweite Linie steht senkrecht zur ersten und kreuzt diese im Mittelpunkt.

2. In jedem Quadranten werden im Uhrzeigersinn die Ziffern, beginnend mit dem Zeichen, welches am ehesten der Zahl 12 entspricht, gezählt. Fällt eine Ziffer auf eine der Referenzlinien wird sie zu dem folgenden Quadranten gerechnet. Jede Ziffer wird nur einmal gezählt.

3. Befinden sich mehr oder weniger als drei Ziffern in einem Quadranten, gibt es in den ersten drei Quandranten jeweils einen Punkt und im vierten Quadranten vier Punkte. Die maximale Punktezahl beträgt 7.

Beispiele für das Scoring System finden sich in *Abbildung 2* (siehe *S. 45*). Die gestrichelte Linie zeigt die Unterteilung des vorgegebenen Kreises in 4 Quadranten. Begonnen wird mit der Ziffer, welche am ehesten der Zahl 12 entspricht. Die Fehler für jeden Quadranten (Q) stehen rechts. Die Auswertung wird erleichtert, wenn eine durchsichtige Folie (mit dem Kreis und den vier Quadranten) über das Testpapier gelegt wird.

Stellenwert des Assessment und Ausblick

Die Arbeitsgruppe empfiehlt, Assessment mit Geriatrischem Screening zu beginnen. Das Geriatrische Screening (erste Stufe des Assessment) besteht aus einem kurzen Fragebogen, der Hinweise auf Probleme erlaubt, die in der Erstanamnese häufig übersehen werden. Im Rahmen der umfassenden ärztlichen Untersuchung trägt er dazu bei, alte Patienten zu identifizfieren, bei welchen eine ausführliche, mehrdimensionale Bewertung mit Hilfe des Geriatrischen Basisassessment (zweite Stufe des Assessment) angezeigt ist.

Ergebnis des Basisassessment = Grundlage für die Diagnose

Die Ergebnisse des Basisassessment (zweite Stufe des Assessment) bilden wichtige Grundlagen für die Diagnose geriatrischer Syndrome. Hiermit werden nicht ausschließlich mögliche Defizite, sondern vor allem verbliebene, förderungsfähige Potentiale eruiert, die die Ansatzmöglichkeiten für rehabilitative Strategien bilden. Im Rahmen des Assessment-Programms dienen sie darüber hinaus der Therapiezielformulierung sowie der Behandlungs- und Versorgungsplanung alter Menschen.

Assessment präzisiert Besprechungen im geriatrischen Team (patientenbezogene Fallkonferenzen) und ermöglicht Verlaufskontrollen (Re-Assessment).

Im Anschluß: Spezifische Testverfahren möglich

Im Anschluß an das Geriatrische Basisassessment können weitere, differenziertere und spezifische Verfahren nutzbar gemacht werden, die auch andernorts (z.B. in der Test-Psychologie)

Anwendung finden, um zusätzliche Problemkonstellationen zu operationalisieren (problemorientiertes Assessment).

Es können – fallweise – psychometrische oder störungs- und krankheitsspezifische Verfahren, z.B. bei Ernährungsstörungen, Schmerz, Aphasie, Depression, Demenz, Apoplexie-Syndromen, Morbus Parkinson u.a. eingesetzt werden. Vor allem, wenn sich im Assessment Hinweise auf psychische Störungen und kognitive Defizite ergeben, ist neuropsychologischer und psychiatrischer Sachverstand einzubeziehen.

Alltagsnahe Verfahren mit hohem praktischen Nutzwert

Die vorgeschlagenen Verfahren sind alltagsnah, sie besitzen einen hohen praktischen Nutzeffekt und sind in Praxis und Klinik für Patienten, Ärzte, Therapeuten und Betreuungspersonen gut nachvollziehbar. Da viele von ihnen international weit verbreitet sind, lassen sich ihre Ergebnisse fortlaufend interpretieren und vergleichen. Eine Verfeinerung der ausgewählten Verfahren, eine Ergänzung oder ein Ersatz durch andere, sich als besser erweisende Instrumente, ist jederzeit möglich.

Regelmäßiger Einsatz empfohlen

Um eine gute Grundlage und Ausgangsbasis für weitere Entwicklungen zu legen, empfehlen wir derzeit aber den regelmäßigen Einsatz von Geriatrischem Screening und Geriatrischem Basisassessment in den deutschsprachigen Ländern. Erst die Verwendung standardisierter Arbeitsmethoden in unterschiedlichen ambulanten und stationären Behandlungsformen ermöglicht die Weiterentwicklung und Evaluation geriatrischer Behandlungsverfahren.

Daten bedürfen der Interpretation und Bewertung durch einen erfahrenen Arzt

Assessment-Daten bedürfen letztlich der Interpretation und Bewertung durch einen erfahrenen Arzt. Robert L. KANE, einer der Altmeister des geriatrischen Assessment spitzt dieses Erfordernis auf die drastische Aussage zu „ (..) the probability of hitting a nail on the head is likely more determined by the skill of the operator than the manufacture of the hammer“ [16].

Literatur

1. Applegate WB, Blass JP, Williams TF (1990):
   Instruments for the functional assessment of older patients.
   N Engl J Med 322:1207 - 1214.

2. Bach M, Nikolaus T, Oster P, Schlierf,G (1995):
   Depressionsdiagnostik im Alter.
   Die „Geriatric Depression Scale“.
   Z Gerontol Geriat 28: 42 - 46.

3. Bassey EJ, Harries UJ (1993):
   Normal values for handgrip strength in 920 man and women over 65 years, and longitudinal changes over 4 years in 620 survivors.
   Clinical. Science 84:331 - 337.

4. Calkins DR, Rubenstein LV, Cleary PD, Allyson RD, Jette AM, Fink A, Kosecoff J, Young RT (1991):
   Failure of physicians to recognize functional disability.
   Ann Intern med 114:451-454.

5. Campbell LJ, Cole KD (1987):
   Geriatric assessment teams.
   In: Rubenstein LZ, Campbell LJ, Kane RL (Hrsg):
   Clinics in geriatric medicine, Vol 3: Saunders, Philadelphia, S 99 - 110.

6. Clausen G, Lüttje D, Lucke C (1995):
   Zur Methode und Organisation des geriatrischen Assessment.
   Z Gerontol Geriat 28: 7 - 13.

7. Cooper C, Barker DJP, Wickham C (1988):
   Physical activity, muscle strength and calcium intake in fracture of the proximal femur in Britain.
   Br Med J 297: 1443.

8. Critchley M. (1953): The Parietal Lobes.
   Hafner Press, New York.

9. Epstein AM, Hall JA, Fretwell M et al. (1990):
Consultative geriatric assessment for ambulatory patients: a randomised trial in a health maintenance organisation.
JAMA 263: 538-544.

10. Granger CV, Albrecht GL, Hamilton BB (1979):
Outcome of comprehensive medical rehabilitation: measurement by PULSES profile and the Barthel Index.
Arch Phys Med Rehabil 60: 145 - 154.

11. Gresham GE, Phillips TF, Labi MLC (1980):
ADL status in stroke: relative merits of three standard indexes.
Arch Phys Med Rehabil 61: 355 - 358.

12. Feussner JR (1991):
Geriatric evaluation and management units: experimental methods for evaluating efficacy.
J Am Geriatr Soc 39S: 19S - 24S.

13. Folstein MF, Folstein SE, Mc Mugh PR (1975):
„Mini-Mental State“: a practical method for grading the cognitive state of patients for the clinician.
J Psychiatr Res 12: 189-198.

14. Hofmann W, Nikolaus T, Pientka L, Stuck AE (1995):
Arbeitsgruppe „Geriatrisches Assessment“ (AGAST):
Empfehlungen für den Einsatz von Assessment-Verfahren.
Z Geront Geriat 28: 29 - 34.

15. Hyatt RH, Whitelaw, MN, Bhat A, Scott S, Maxwell JD (1990):
Association of muscle strength with functional status of elderly people.
Age and Ageing 19: 330-336.

16. Kane RL (1993):
The implications of assessment.
J Geront 48: 27 - 31.

17. Lachs MS, Feinstein AR, Cooney LM, Drickamer MA, Marottoli RA, Pannill FC, Tinetti ME (1990):
A simple procedure for general screening for functional disability in elderly patients.
Ann Intern Med 112: 699-706.

18. Mahoney FI, Barthel DW (1965):
Functional evaluation. The Barthel Index.
Md State Med J 14/2: 61-65.

19. Mendez MF, Ala T, Underwood KL (1992):
Development of scoring criteria for the clock drawing task in Alzheimer's disease.
J Am Geriatr Soc 40: 1095-1099.

20. Meier-Baumgartner H-P (1991):
Geriatrische Rehabilitation im Krankenhaus.
Quelle und Meyer Verlag, Heidelberg und Wiesbaden.

21. Meier-Baumgartner H-P, Kruse WH-H (1995):
The Prospective Albertinen-Haus Stroke Study (PASS), goals and designs of a longitudinal study in stroke patients 65 years and older in Germany (in Vorbereitung).

22. Nikolaus T, Specht-Leible N (1992):
Das geriatrische Assessment.
MMV Medizin Verlag GmbH, München.

23. Nikolaus T, Kruse W, Oster P, Schlierf G (1994):
Aktuelle Konzepte in der Geriatrie.
Dt Ärztebl 91 A: 659-662.

24. Nikolaus T, Specht-Leible N, Bach M, Oster P, Schlierf G (1994):
Soziale Aspekte bei Diagnostik und Therapie hochbetagter Patienten. Erste Erfahrungen mit einem neu entwickelten Fragebogen im Rahmen des geriatrischen Assessment.
Z Gerontol 27: 40-245.

25. Nikolaus T, Specht-Leible N, Bach M, Wittmann-Jennewein C, Oster P, Schlierf G (1995):
Effectiveness of hospital-based geriatric evaluation and management and home intervention team (GEM-HIT).
Z Gerontol Geriat 28: 47 - 53.

26. Nikolaus T, Bach M, Specht-Leible N, Oster P, Schlierf G (1995):
The Timed Test of Money Counting. A short physical performance test for manual dexterity and cognitive capacity.
Age Ageing 24: 257–258.

27. Nikolaus T, Bach M, Oster P, Schlierf G (1995):
The Timed Test of Money Counting. A simple method of recognizing geriatric patients at risk for increased health care.
Aging Clin Exp Res 7: 179–183.

28. Nikolaus T, Barlet J, Sauer, B, Oster P, Schlierf G (1995):
Beurteilung des Risikos von Hilfs- und Pflegebedürftigkeit und des Mortalitätsrisikos älterer Menschen. Ergebnisse einer 18monatigen Pilotstudie in einer Hausarztpraxis.
Dtsch med Wschr 120: 1457–1462.

29. Philipps P (1986):
Grip stength, mental performance and nutritional status as indicators of mortality risk among female geriatric patients.
Age and Ageing 15: 53-56.

30. Pientka L (1995):
Geriatrische Funktionsbewertung (Geriatric Assessment).
In: Füsgen I: Der ältere Patient. Problemorientierte Diagnostik und Therapie.
Urban & Schwarzenberg, München-Wien-Baltimore, S 57 - 73.

31. Podsiadlo D, Richardson S (1991):
The Timed „Up & Go“: a test of basic functional mobility for frail elderly persons.
J Am Geriatr Soc 39:142-148.

32. Pohl R-D, Hofmann W (1995):
Was leistet geriatrisches Assessment am Akutkrankenhaus?
Abstract-Band, 6. Jahrestagung der Deutschen Gesellschaft für Geriatrie, 5.-7.10.1995, Hamburg.

33. Rapp SR, Parisi SA, Walsh DA, Wasllace CE (1988):
Detecting depression in elderly medical inpatients.
J Consult Clin Psychol 56:509-513.

34. Rubenstein LZ, Rubenstein LV (1992):
Multidimensional geriatric assessment.
In: Brocklehurst JC, Tallis RC, Fillit HM (Hrsg):
Textbook of geriatric medicine and gerontology.
Churchill Livingstone, Edinburgh, S 150-159.

35. Shah S, Vanclay F, Cooper B (1989):
Improving the sensivity of the Barthel Index for stroke rehabilitation.
J Clin Epidemiol 42: 703 - 709.

36. Shulman K, Shedletski R, Silver I (1986):
The challenge of time: Clock-drawing and cognitive function in the elderly.
Int J Gen Psychiatry 1: 135 - 140.

37. Solomon D (1988):
National Institutes of Health consensus development conference statement: geriatric assessment methods for clinical decision-making.
J Am Geriatr Soc 36: 342-347.

38. Stuck AE, Siu AL, Wieland GD, Adams J, Rubenstein LZ (1993):
Comprehensive geriatric assessment: a meta-analysis of controlled trials.
Lancet 342: 1032-1036.

39. Stuck AE (1995):
Präventive Hausbesuche mit geriatrischem Assessment. Internationaler Forschungsstand und praktische Zukunftsperspektiven. Schriftenreihe der Robert Bosch Stiftung, Stuttgart (im Druck).

40. Tinetti ME (1986):
Performance-oriented assessment of mobility problems in elderly patients.
J Am Geriatr Soc 34: 119-126.

41. Tinetti ME, Ginter SF (1988):
Identifying mobility disfunctions in elderly patients. Standard neuromuscular examination or direct assessment ?
JAMA 259: 1190-1193.

42. Tinetti ME (1990):
A simple procedure for general screening for functional disability in elderly patients.
Ann Intern Med 112: 699-706.

43. Tuokko H, Hadjistavropoulos T, Miller JA, Beattie BL (1992):
The Clock Test. A sensitive measure to differentiate normal elderly from those with Alzheimers disease.
J Am Geriatr Soc 40: 579-584.

44. Wade DT (1992):
Measurement in neurological rehabilitation.
Oxforf University Press, Oxford-New York-Tokyo.

45. Watson IJ, Arfken CL, Birge SJ (1993):
Clock completion: An objective Screening test for dementia.
J Am Geriatr Soc 41: 1235-1240.

46. Wolf-Klein GP, Silverstone FA, Levy AP (1989):
Screening for Alzheimer's disease by clock drawing.
J Am Geriatr Soc 37: 730-734.

47. World Health Organization (WHO) (1995):
ICIDH. International Classification of Impairments, Disabilities, and Handicaps.
Übersetzt von Matthesius R-G, Ullstein Mosby, Berlin-Wiesbaden.

48. Yesavage JA, Brink TL, Rose TL et al. (1983):
Development and validation of a geriatric depression screening scale: a preliminary report.
J Psychiatr Res 39: 37-49.

Mitglieder der Arbeitsgruppe „Geriatrisches Assessment“ (AGAST)

Bergisch-Gladbach
Dr. med. W. H.-H. von Renteln-Kruse
Geriatrische Klinik Reuterstraße
(Chefarzt: Dr. med. W. H.-H. von Renteln-Kruse)
Reuterstr. 101
D-51467 Bergisch-Gladbach

Berlin
Dr. med. M. Borchelt
Evangelisches Geriatriezentrum Berlin (EGBZ)
(Ärztl. Direktorin: Prof. Dr. med. E. Steinhagen-Thiessen)
Reinickendorfer Str. 61
D-13347 Berlin

Bern
Priv.-Doz. Dr. med. A.E. Stuck
Zentrum Geriatrie-Rehabilitation
Zieglerspital
(Chefärzte: Dr. med.C.Chappius und
Priv.-Doz. Dr. med. A.E. Stuck)
Morillonstr. 75
CH-3001 Bern

Bochum
Priv.-Doz. Dr. med. L. Pientka, Dipl.Soz.wiss., M.P.H.
Augusta-Krankenanstalt
Medizinisch-Geriatrische Klinik
(Chefarzt: Priv.-Doz. Dr. med. L. Pientka)
Dr.-C.-Otto-Straße 27
D-44879 Bochum

Hamburg
Priv.-Doz. Dr. med. H.-P. Meier-Baumgartner
Albertinen-Haus
Medizinisch-Geriatrische Klinik und Tagesklinik
(Ärztl. Direktor: Priv.-Doz. Dr. med. H.P. Meier-Baumgartner)
Sellhopsweg 18 - 22
D-22459 Hamburg

Dr. med. W. Hofmann, Dr. med. K. Jäger, Dr. med. R.-D. Pohl
Priv.-Doz. Dr. med. C. Schmeling-Kludas
Allgemeines Krankenhaus Ochsenzoll
Medizinisch-Geriatrische Abteilung
(Ltd. Arzt: Dr. med. W. Hofmann)
Langenhorner Chaussee 560
D-22419 Hamburg

Hannover
Dr. phil. G. Clausen, M. Gogoll
Hagenhof-Klinik für Rehabilitation
(Ltd.Arzt: Prof. Dr. med. C. Lucke)
Rohdehof 3
D-30853 Langenhagen

Heidelberg
Dr. med. M. Bach, Dr. med. N. Specht-Leible
Geriatrisches Zentrum Bethanien an der Universität
(Ltd. Ärzte: Prof. Dr. med. G. Schlierf und Prof. Dr. med. P. Oster)
Rohrbacher Str. 149
D-69126 Heidelberg

Lübeck
Dr. med. K. Heidbüchel
Medizinische Universität zu Lübeck
Klinik für Angiologie und Geriatrie und geriatrisch-rehabilitative Tagesklinik GmbH.
(Direktor: Prof. Dr. med. R.-M. Schütz)
Ratzeburger Allee 160
D-23538 Lübeck

München
Dr. med. B. Kowalski, Dr. med. A. Kwetkat, Dr. med. V. Lichti, Dr. med. A. Schreckenberg
Städtisches Krankenhaus München-Neuperlach
Zentrum für Akutgeriatrie und Frührehabilitation
(Chefarzt: Prof. Dr. med. R. Heinrich)
Oskar-Maria-Graf-Ring 51
D-81737 München

Osnabrück
Dr. med. D. Lüttje
Städtische Kliniken Osnabrück
Krankenhaus Natruper Holz
Geriatrische Abteilung
(Ltd. Arzt: Dr. med. D. Lüttje)
Sedanstr. 115
D-49090 Osnabrück

Rottenburg
Dr. med. C. Ott
Städtisches Krankenhaus Rottenburg/Neckar
(Chefarzt: Prof. Dr. med. P.H. Müller)
Königstr. 57
D-72108 Rottenburg

Ulm
Prof. Dr. med. Th. Nikolaus
Bethesda Geriatrische Klinik
(Chefarzt: Prof. Dr. med. Th. Nikolaus)
Eberhardtstr. 91
D-89073 Ulm

Zürich
Dr. med. R. Gilgen
Klinik für Geriatrie und Rehabilitation
Stadtspital Waid
(Chefarzt: Dr. med. P. Six)
Tièchestr. 99
CH-8037 Zürich

Redaktion der Broschüre:
M. Bach, Heidelberg,
W. Hofmann, Hamburg,
Th. Nikolaus, Ulm.

In der vorliegenden Broschüre wurden mit freundlicher Zustimmung des Steinkopff-Verlages, Darmstadt, Textbestandteile verwendet, die in der Zeitschrift für Gerontologie und Geriatrie 28, Heft 1, 1995, veröffentlicht wurden.

Anlage: Erhebungsbögen

1. Geriatrisches Screening

2. Geriatrisches Basisassessment

a Barthel Index (BI)

b Mini-Mental State Examination (MMSE)

c Geriatrische Depressions-Skala (GDS)

d Soziale Situation (SoS)

e Handkraft

f Timed „Up & Go“

g Motilitätstest nach TINETTI

h Clock Completion (CC): Uhren Ergänzen

Anlage 2b: Mini-Mental State Exermination (MMSE)

→ Handlungsanleitung und Ergebnisinterpretation:

vgl. Buch Seiten 29 - 34

Punkte	Fragen		
0 / 1	1. Was für ein Datum ist heute?		
0 / 1	2. Welche Jahreszeit?		
0 / 1	3. Welches Jahr haben wir?		
0 / 1	4. Welcher Wochentag ist heute?		
0 / 1	5. Welcher Monat?		
0 / 1	6. Wo sind wir jetzt?	Welches Bundesland?	
0 / 1	7.	Welcher Landkreis / Welche Stadt?	
0 / 1	8.	Welche Stadt / Welcher Stadtteil?	
0 / 1	9.	Welches Krankenhaus ?	
0 / 1	10.	Welche Station / Welches Stockwerk?	
0 / 1	11. Bitte merken Sie sich:	Apfel	
0 / 1	12.	Pfennig	
0 / 1	13.	Tisch	
		Anzahl der Versuche: _________	
	Ziehen Sie von 100 jeweils 7 ab oder buchstabieren Sie STUHL rückwärts:		
0 / 1	14.	93	L
0 / 1	15.	86	H
0 / 1	16.	79	U
0 / 1	17.	72	T
0 / 1	18.	65	S
	Was waren die Dinge, die Sie sich vorher gemerkt haben?		
0 / 1	19.	Apfel	
0 / 1	20.	Pfennig	
0 / 1	21.	Tisch	
0 / 1	22. Was ist das?	Uhr	
0 / 1	23.	Bleistift / Kugelschreiber	
0 / 1	24. Sprechen Sie bitte nach: „Kein wenn und oder aber“		
0 / 1	25. Machen Sie bitte folgendes:	Nehmen Sie das Blatt Papier in die Hand,	
0 / 1	26.	falten es in der Mitte und	
0 / 1	27.	lassen Sie es auf den Boden fallen	
0 / 1	28. Lesen Sie und machen Sie es bitte („AUGEN ZU“; *Vorlage siehe Folgeseite*)		
0 / 1	29. Schreiben Sie bitte einen Satz (mind. Subjekt und Prädikat)		
0 / 1	30. Kopieren Sie bitte die Zeichnung (zwei Fünfecke, *Vorlage siehe Folgeseite)*		

– Summe

Anlage 2d: Erhebungsbogen Soziale Situation (SoS) – Forts.

Teil 4: Ökonomische Verhältnisse (Ökon)

1. Wieviel Geld steht Ihnen monatlich zur Verfügung?____________________

2. Kommen Sie mit Ihrem Geld gut über die Runden?

ja	1
es geht so; muß schon sehen, daß ich damit zurechtkomme	0
nein, schlecht	0

3. Haben Sie Ersparnisse, Vermögen (eigenes Haus)? (Aufzählen)

ja, ausreichend	1
nur wenig	0
nein	0

4. Regeln Sie Ihre Finanzen selbst?

ja	1
nein	0

Die GESAMTPUNKTZAHL ergibt sich aus:

Punkte Kon ____________

+ Punkte Akt ____________

+ Punkte Wohn ____________

+ Punkte Ökon ____________

➤ **Gesamtsumme =** ________________

→ Handlungsanleitung und Ergebnisinterpretation:

vgl. Buch Seiten 36-37

Anlage 2d: Erhebungsbogen Soziale Situation (SoS) – Forts.

Teil 3: Wohnsituation (Wohn)

1.Treppen	Wohnung im Erdgeschoß oder Lift im Haus	1
	Viele Treppen, erster Stock oder höher	0
2.Komfort	Wohnung eingeschossig, geräumig und rollstuhlgängig	1
	beengte Verhältnisse, Türschwellen, viele Teppiche	0
	mehrere Wohnebenen, nicht rollstuhlgeeignet	0
3.Heizung	Gut und bequem heizbar (Öl- oder Gaszentralheizung)	1
	schlecht und mühsam heizbar (Kohle- oder Ölöfen)	0
4.Wasser	Warmes Wasser in Küche und/oder Bad	1
	Kein warmes Wasser vorhanden	0
5.Bad/WC	Innerhalb der Wohnung, rollstuhlgeeignet	1
	klein, nicht rollstuhlgängig, außerhalb der Wohnung	0
[illegible]lefon	vorhanden	1
	nicht vorhanden	0

	...chalter	0
8.Einkaufen	alle Geschäfte des tgl. Bedarfs leicht erreichbar	1
	nur Bäcker/Metzger in der Nähe	0
	alle Geschäfte weiter entfernt	0
9. Nahverkehr	Haltestelle in der Nähe (<1km)	1
	nächste Haltestelle weiter entfernt	0
10 .Wohndauer	wohnt schon lange Zeit in der Wohnung (>5 Jahre)	1
	hat innerhalb der ltz. 5 Jahre Wohnung bezogen	0

11. Fühlen Sie sich In Ihrer Wohnung und der Wohngegend wohl?

	bin mit der Wohnsituation sehr zufrieden	1
	geht so, muß zufrieden sein	0
	bin unzufrieden	0

➢ **Zwischensumme Wohn:** ________

Anlage 2d: Erhebungsbogen Soziale Situation (SoS) – Forts.

Teil 2: Soziale Aktivitäten (Akt)

1. Welchen Beruf haben Sie ausgeübt? ______________________________

2. Welche Hobbies (Handarbeit, handwerkl. Tätigk., Basteln, Musizieren, Gartenarbeit, Briefmarken o.ä. sammeln etc.) oder Interessen (Vorträge, Ausflüge, Theater, Sport, Bücher lesen, Kirchgang, Seniorentreff, Enkel hüten etc.) haben Sie, die Sie noch regelmäßig betreiben? (Aufzählen)

____

Hobbies/Interessen vorhanden	1
keine Hobbies/Interessen	0

3. Haben Sie ein Haustier?

ja	1
nein	0

4. Wie oft verlassen Sie Ihre Wohnung? (Einkaufen, Erledigungen, Spazierengehen,

Anlage 2d: Erhebungsbogen Soziale Situation (SoS)

Teil 1: Soziale Kontakte und Unterstützung (Kon)

1. Wie leben Sie?

schon lange allein	1
seit kurzem allein (< 1 Jahr)	0
bei Familienangehörigen oder mit rüstigem Partner	1
mit Lebenspartner, der selbst Hilfe braucht	0

2. Haben Sie Personen (auch professionelle Helfer), auf die Sie sich verlassen und die Ihnen zu Hause regelmäßig helfen können? (Aufzählen)

____

Bezugsperson(en) vorhanden	1
keine Bezugsperson vorhanden (weiter Frage 5)	0

3. Wie oft sehen Sie diese Person(en)?

mehrmals täglich/jeden Tag	1
ein-/mehrmals in der Woche	1
[illegible] (ein- bis zweimal im Monat)	0

0

5. Wie haben sich in letzter Zeit Ihre Interessen entwickelt?

habe noch neue Pläne und Interessen	1
unverändert	1
habe einige Interessen aufgeben müssen	0
habe (fast) alle Interessen verloren	0

6. Sind Sie mit diesem Zustand zufrieden?

voll und ganz, fühle mich nicht beeinträchtigt	1
fühle mich schon eingeschränkt, muß zufrieden sein	0
nein, bin durch Alter/Krankheit stark behindert	0

➢ **Zwischensumme Akt:** ________

...d vertrauensvoll	1
Beziehung teilweise konfliktbeladen und gespannt	0

5. Wie haben sich in letzter Zeit Ihre Kontakte entwickelt?

habe neue Bekannte gewonnen	1
keine Veränderung	1
einige Kontakte habe ich aufgeben müssen	0
habe nahezu alle wichtigen Kontakte verloren (z.B. Lebenspartner verstorben)	0

6. Sind Sie mit diesem Zustand zufrieden?

fühle mich rundum gut versorgt	1
es geht so, man muß zufrieden sein	0
fühle mich einsam und im Stich gelassen	0

➢ **Zwischensumme Kon:** ________

➙ **Handlungsanleitung und Ergebnisinterpretation:**

vgl. Buch Seiten 36-37

Anlage 2c: Geriatrische Depressions-Skala (GDS)

1. Sind Sie grundsätzlich mit Ihrem Leben zufrieden?	(JA/NEIN)
2. Haben Sie viele Ihrer Aktivitäten und Interessen aufgegeben?	(JA/NEIN)
3. Haben Sie das Gefühl, Ihr Leben sei unausgefüllt?	(JA/NEIN)
4. Ist Ihnen oft langweilig?	(JA/NEIN)
5. Sind Sie die meiste Zeit guter Laune?	(JA/NEIN)
6. Haben Sie Angst, daß Ihnen etwas Schlimmes zustoßen wird?	(JA/NEIN)
7. Fühlen Sie sich die meiste Zeit glücklich?	(JA/NEIN)
8. Fühlen Sie sich oft hilflos?	(JA/NEIN)
9. Bleiben Sie lieber zu Hause, anstatt auszugehen [illegible] unternehmen?	(JA/NEIN)

11. Finden Sie, es sei schön, jetzt zu leben? (JA/NEIN)

12. Kommen Sie sich in Ihrem jetzigen Zustand ziemlich wertlos vor? (JA/NEIN)

13. Fühlen Sie sich voller Energie? (JA/NEIN)

14. Finden Sie, daß Ihre Situation hoffnungslos ist? (JA/NEIN)

15. Glauben Sie, daß es den meisten Leuten besser geht als Ihnen? (JA/NEIN)

➤ **Summe:** ________

Für die Fragen 1, 5, 7, 11, 13 gibt es für die Antwort "nein", für die übrigen Fragen für die Antwort "ja" jeweils einen Punkt. Maximale Punktzahl 15.

➛ **Handlungsanleitung und Ergebnisinterpretation:**

vgl. Buch Seiten 34 - 35

Anlage 2h: Erhebungsbogen Clock Completion (CC)

Bitte zeichnen Sie in den unten vorgegebenen Kreis die Ziffern einer Uhr ein:

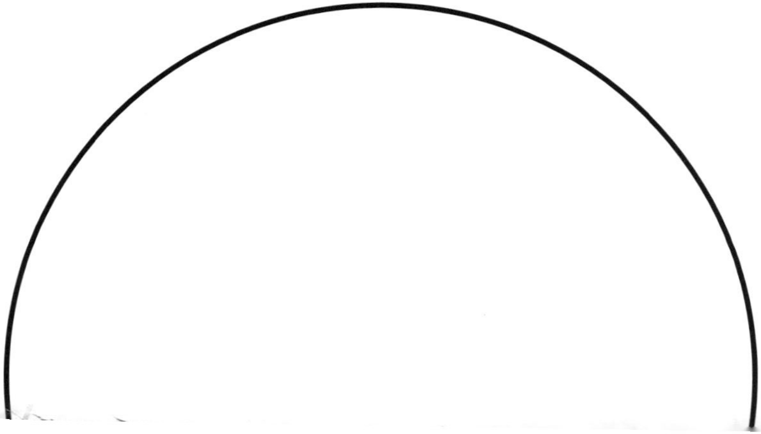

➢ **Punktzahl:** ____________

➝ **Handlungsanleitung und Ergebnisinterpretation:**
vgl. Buch Seiten 44 - 46

Anlage 2g: Motilitätstest nach TINETTI (Forts.)

II. Gehprobe

Punkte	0
Schrittauslösung (Patient wird aufgefordert, zu gehen)	Gehen ohne fremde H nicht möglich
Schritthöhe (von der Seite beachten)	kein selbständiges Gehen möglich
Schrittlänge (von Zehen des einen bis zur Ferse des anderen Fußes)	
Schrittsymmetrie	Schrittlänge variiert Hinken
Gangkontinuität	kein selbständiges Ge möglich
Wegabweichung	kein selbständiges Ge möglich
Rumpfstabilität	Abweichen, Schwank Unsicherheit
Schrittbreite	breitbeinig oder über

Punkte Balancetest: **+ Punkte (**

→ **Handlungsanleitung und Ergebnisinterpretat**

1	2
zögert, mehrere Versuche stockender Beginn	beginnt ohne Zögern zu gehen, fließende Bewegungen
Schlurfen, übertriebenes Hochziehen	Fuß total vom Boden gelöst, max. 2–4 cm über Grund
weniger als Fußlänge	mindestens Fußlänge
Schrittlänge bds. gleich	
Phasen mit Beinen, am Boden, diskontinuierlich	beim Absetzen des einen wird der andere Fuß gehoben, keine Pausen
Schwanken, einseitige Abweichung	Füße werden entlang einer imaginären Linie abgesetzt
Rücken und Knie gestreckt, Arme werden nicht zur Stabilisierung gebraucht	
Füße berühren sich beinahe	

ɔbe: = Gesamtpunktzahl:

Anlage 2g: Erhebungsbogen Motilitätstest nach TINETTI

Hilfsmittel: _____Nein _____Ja:

I. Balancetest

Punkte	0	1
Gleichgew. im Sitzen	unsicher	sicher, stabil
Aufstehen vom Stuhl **Zeit: _______s**	nicht möglich	nur mit Hilfe
Balance in den ersten 5 s	unsicher	sicher, mit Halt
Stehsicherheit	unsicher	sicher, aber oh geschlossene
Balance mit geschl. Augen	unsicher	sicher, ohne H
Drehung 360° mit offenen Augen	unsicher, braucht Halt	diskontin. Bew bd. Füße am B vor dem nächs Schritt
Stoß gegen die Brust (3x leicht)	fällt ohne Hilfe oder Halt	muß Füße bew behält Gleichg
Hinsetzen **Zeit: ______ s**	läßt sich plumpsen, unzentriert braucht Lehne	flüssige Bewe

lches? ______________________________

	2	3	4
	diverse Versuche, rutscht nach vorn	braucht Armlehne oder Halt (nur 1 Versuch)	in einer fließenden Bewegung
	sicher, ohne Halt		
	sicher, mit geschl. Füßen		
g	kontin. Bewegung, sicher		
, t	gibt sicheren Widerstand		

Anlage 2f: Erhebungsbogen Timed „Up & Go“

Der Proband sitzt auf einem Stuhl mit Armlehne (Sitzhöhe ca. 46 cm). Er darf gegebenenfalls ein Hilfsmittel (z.B. Stock) benutzen. Die Arme liegen locker auf den Armstützen und der Rücken liegt der Rücklehne des Stuhles an.

Beim Erreichen dieser Position hilft der Untersucher nicht mit. Nach Aufforderung soll der Proband mit einem normalen und sicheren Gang bis zu einer Linie laufen, die in drei Metern Entfernung vor dem Stuhl auf dem Boden angezeichnet ist, sich dort umdrehen, wieder zurück zum Stuhl gehen und sich in die Ausgangsposition begeben.

Die dafür benötigte Zeit wird in Sekunden notiert; es ist keine Stoppuhr vorgeschrieben.

Vor der eigentlichen Zeitmessung kann der Proband den Bewegungsablauf üben. Der Untersucher darf den Bewegungsablauf einmal demonstrieren.

Patient hat __________ Sekunden gebraucht

Patient hat Gehhilfe benutzt _____ und zwar:_______________________

➛ **Handlungsanleitung und Ergebnisinterpretation:**

vgl. Buch Seiten 41 - 42

Anlage 2e: Erhebungsbogen Handkraft

Der Patient soll die Messung, in der für ihn günstigsten Position ohne Aufstützen der Arme durchführen. Der Handgrip wird dreimal an der dominanten Hand gemessen.
Der Abstand zwischen den einzelnen Messungen sollte eine Minute betragen.
Der beste Wert der drei Messungen wird vom Untersucher notiert.
Bei Hemiplegiepatienten wird die Kraft der nicht betroffenen Hand gemessen.

Dominante Hand: links______ rechts ______

Paretische Hand: Nein_____ ja_____, welche:______

Bester Wert der drei Messung:_______

an der linken_____ rechten_____Hand

➛ **Handlungsanleitung und Ergebnisinterpretation:**

Handkraft, vgl. Buch Seiten 37 - 39

Geldzählen, vgl. Buch Seiten 39 - 41

Anlage 2a: Barthel Index (BI) – Fortsetzung

	Punkte
➤ **Übertrag:**	______
Treppensteigen	
● Unabhängig bei der Bewältigung einer Treppe (mehrere Stufen)	**10**
● Benötigt Hilfe oder Überwachung beim Treppensteigen	**5**
● Nicht selbständig, kann auch mit Hilfe nicht Treppensteigen	**0**
An- und Auskleiden	
● Unabhängig beim An- und Auskleiden (ggf. auch Korsett oder Bruchband)	**10**
● Benötigt Hilfe, kann aber 50% der Tätigkeit selbständig durchführen	**5**
● Nicht selbständig, auch wenn o.g. Hilfe gewährt wird	**0**

Stuhlkontrolle

- Häufiger / ständig inkontinent 0

Urinkontrolle

- Ständig kontinent, ggf. unabhängig bei Versorgung mit DK/Cystofix 10
- Gelegentlich inkontinent, max. 1 x / Tag, Hilfe bei ext. Harnableitung 5
- Häufiger / ständig inkontinent 0

➤ **Summe:** ______

→ **Handlungsanleitung und Ergebnisinterpretation:**

vgl. Buch Seiten 21 - 29

Anlage 2b: Mini-Mental State Exermination (MMSE)

→ **Handlungsanleitung und Ergebnisinterpretation:**

vgl. Buch Seiten 29 - 34

Punkte	Fragen		
0 / 1	1. Was für ein Datum ist heute?		
0 / 1	2. Welche Jahreszeit?		
0 / 1	3. Welches Jahr haben wir?		
0 / 1	4. Welcher Wochentag ist heute?		
0 / 1	5. Welcher Monat?		
0 / 1	6. Wo sind wir jetzt?	Welches Bundesland?	
0 / 1	7.	Welcher Landkreis / Welche Stadt?	
0 / 1	8.	Welche Stadt / Welcher Stadtteil?	
0 / 1	9.	Welches Krankenhaus ?	
0 / 1	10.	Welche Station / Welches Stockwerk?	
0 / 1	11. Bitte merken Sie sich:	Apfel	
0 / 1	12.	Pfennig	
0 / 1	13.	Tisch	
			Anzahl der Versuche: ________
	Ziehen Sie von 100 jeweils 7 ab oder buchstabieren Sie STUHL rückwärts:		
0 / 1	14.	93	L

0 / 1	17.	72	T
0 / 1	18.	65	S

Was waren die Dinge, die Sie sich vorher gemerkt haben?

0 / 1	19.	Apfel
0 / 1	20.	Pfennig
0 / 1	21.	Tisch

0 / 1	22. Was ist das?	Uhr
0 / 1	23.	Bleistift / Kugelschreiber
0 / 1	24. Sprechen Sie bitte nach: „Kein wenn und oder aber“	
0 / 1	25. Machen Sie bitte folgendes:	Nehmen Sie das Blatt Papier in die Hand,
0 / 1	26.	falten es in der Mitte und
0 / 1	27.	lassen Sie es auf den Boden fallen
0 / 1	28. Lesen Sie und machen Sie es bitte („AUGEN ZU“; *Vorlage siehe Folgeseite*)	
0 / 1	29. Schreiben Sie bitte einen Satz (mind. Subjekt und Prädikat)	
0 / 1	30. Kopieren Sie bitte die Zeichnung (zwei Fünfecke, *Vorlage siehe Folgeseite)*	

________ **= Summe**

Anlage 2b: Mini-Mental State Examination – zu Fragen 28 / 29

zu Frage 28:

AUGEN ZU

zu Frage 29:

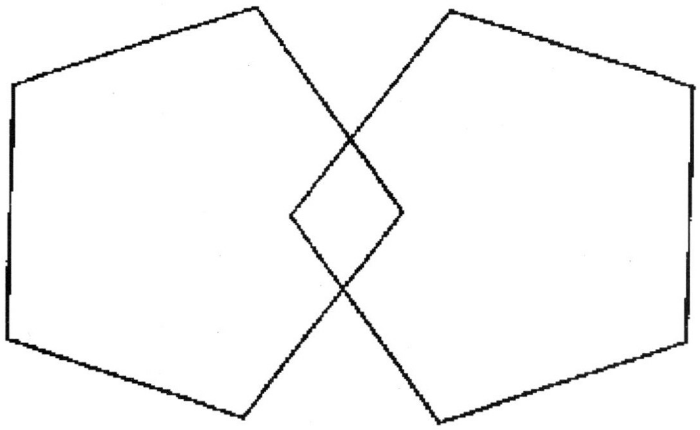

Anlage 2a: Erhebungsbogen Barthel Index (BI)

	Punkte
Essen	
● Unabhängig, ißt selbständig, benutzt Geschirr und Besteck	**10**
● Braucht etwas Hilfe, z.B. Fleisch oder Brot schneiden	**5**
● Nicht selbständig, auch wenn o.g. Hilfe gewährt wird	**0**
Bett / (Roll-)Stuhltransfer	
● Unabhängig in allen Phasen der Tätigkeit	**15**
● Geringe Hilfen oder Beaufsichtigung erforderlich	**10**
● Erhebliche Hilfe beim Transfer, Lagewechsel, Liegen/Sitz selbständig	**5**
● Nicht selbständig, auch wenn o.g. Hilfe gewährt wird	**0**
Waschen	
● Unabhängig beim Waschen von Gesicht, Händen; Kämmen, Zähneputzen	**5**
● Nicht selbständig bei o.a. Tätigkeit	**0**

Toilettenbenutzung

- Unabhängig in allen Phasen der Tätigkeit (inkl. Reinigung) **10**
- Benötigt Hilfe, z.B. wg. unzureichenden Gleichgewichts od. Kleidung/Reinigung **5**
- Nicht selbständig, auch wenn o.g. Hilfe gewährt wird **0**

Baden

- Unabhängig bei Voll- und Duschbad in allen Phasen der Tätigkeit **5**
- Nicht selbständig bei o.g. Tätigkeit **0**

Gehen auf Flurebene bzw. Rollstuhlfahren

- Unabhängig beim Gehen über 50 m, Hilfsmittel erlaubt, nicht aber Gehwagen **15**
- Geringe Hilfe oder Überwachung erforderlich, kann mit Hilfsm. 50 m gehen **10**
- Nicht selbständig beim Gehen, kann aber Rollstuhl selbständig bedienen, auch um Ecken herum und an einen Tisch heranfahren; Strecke mind. 50 m **5**
- Nicht selbständig beim Gehen oder Rollstuhlfahren **0**

➤ **Zwischensumme:** ______

Anlage 1: Geriatrisches Screening (Fortsetzung)

Problem	Untersuchung	Pathologisches Resultat
8a. Kognitiver Status	Nennen Sie dem Patienten die folgenden Begriffe, und bitten Sie ihn, sie sich zu merken: *Apfel – Pfennig – Tisch* Bitten Sie den Patienten, die Begriffe zu wiederholen.	
9. Aktivität	Fragen Sie den Patienten: - *Können Sie sich selbst Anziehen?* - *Können Sie mindestens eine Treppe steigen?* - *Können Sie selbst einkaufen gehen?*	*Eine oder mehr Frage(n)* mit *NEIN* beantwortet ❍
10. Depression	Fragen Sie den Patienten: *Fühlen Sie sich oft traurig oder niedergeschlagen?*	Bei Antwort *JA* oder ggf. Eindruck des Arztes ❍
8b. Kognitiver Status	Fragen Sie die Begriffe aus 8a ab: *Apfel – Pfennig – Tisch*	*Einen oder mehrere* Begriffe vergessen ❍
11. Soziale	Frage: [illegible]	[illegible]

...rstützung	... *regelmäßig helfen können?*	
12. Allgemeine Risikofaktoren	Frage: *Wann waren Sie zum letzten Mal im Krankenhaus?*	vor *weniger als drei* Monaten (ungeplant) ❍
13. Allgemeine Risikofaktoren	*Sind Sie in den letzten drei Monaten gestürzt?*	Antwort: *JA* ❍
14. Allgemeine Risikofaktoren	*Nehmen Sie regelmäßig mehr als 5 verschiedene Medikamente*?	Antwort: *JA* ❍
15. Allgemeine Risikofaktoren	*Leiden Sie häufig unter Schmerzen?*	Antwort: *JA* ❍

Kommentar zum Interview:

Akuter Verwirrtheitszustand:______ Aphasie:______ Verweigerung:______

Andere:

Bermerkungen:

Anlage 1: Erhebungsbogen Geriatrisches Screening

Problem	Untersuchung	Pathologisches Resultat	
1. Sehen	– Fingerzahl mit Brille in 2 m Entfernung erkennen – Nahvisus oder Lesen einer Überschrift – Frage: *Hat sich Ihre Sehfähigkeit in letzter Zeit verschlechtert?*	Kein korrektes Erkennen bzw. Lesen möglich oder die *Frage* wird mit JA beantwortet	❍
2. Hören	Flüstern der folgenden Zahlen in ca. 50 cm Entfernung nach Ausatmung in das angegebene Ohr, während das andere zugehalten wird: *6 1 9 – linkes Ohr* *2 7 3 – rechtes Ohr*	*Mehr als eine* Zahl wird falsch erkannt	❍
3. Arme	Bitten Sie den Patienten, 1. beide Hände hinter den Kopf zu legen und 2. einen Kugelschreiber von Tisch/Bettdecke aufzuheben	*Mindestens eine* Aufgabe wird *nicht* gelöst	❍

	aufzuste… …n, einige … zu gehen und sich wieder zu setzen	eine die… … ständig auszuführen	❍
5. Blasen-kontinenz	Frage: *Konnten Sie in letzter Zeit den Urin versehentlich nicht halten?*	Antwort des Patienten:*JA*	❍
6. Stuhl-kontinenz	Frage: *Konnten Sie in letzter Zeit den Stuhl versehentlich nicht halten?*	Antwort des Patienten: *JA*	❍
7. Ernährung	Schätzen Sie das Patienten-gewicht	Nicht normalgewichtig (*untergewichtig?*)	❍